あなたが知らない恐るべき再生医療

浅井 隆

第二海援隊

プロローグ

健康は最上の善であり、他のあらゆる善の基礎である。

（デカルト）

医療技術は革命的に進化している!!

私たち人間にとって一番大切なもの、もちろんそれは「健康」である。そして私たちの最大の夢、それこそ「アンチエイジング」（若返り）である。

この二つの人類永遠のテーマについて、このわずか一〇年の間に驚くべき進歩があった。医療技術に革命的進化が起こっているのだ。それを知らずして、これからの私たちの人生を語ることはできない。

かつて史上初めて中国全土を統一した秦の始皇帝は、日本にまで不老不死の薬を求めて使者を送ったと言われているが、もし彼が今生き返れば絶句するような奇跡の技術が生まれ始めているのだ。

本書では、私の経験談も含めて実に様々なものを紹介しているが、その中でも私が今最も注目しているのが「幹細胞点滴」と「培養上清《ばいようじょうせい》点滴（及び点鼻）」だ。特に、新型コロナウイルスにもこの幹細胞治療が効果的だという新聞報道が出て世界中を騒がせた。

それによると、ＵＡＥ（その中の一つの地域がドバイ）で新型コロナウイルスの患者七三人に培養した本人の幹細胞を霧状にして肺に噴きかけたところ、全員が回復し死なずにすんだという。幹細胞にはダメージを受けた部分を勝手に修復するという、驚くべき機能があるのだ。

実は、私自身もこの二つの治療法、つまり「幹細胞点滴」と「培養上清点滴（及び点鼻）」を何回も体験し、その素晴らしさを実感している。この二年ほど、右足ひざが痛くて歩くのに多少支障が出ていたが（私は現在六六歳、よく車を運転するので右ひざに負担がかかっていた）、初めて「幹細胞点滴」を受けた翌日には、痛みがすべてとれて普通に歩けるようになった。それだけではなく、体全体が若返り、ファンからも「見かけが若くて精悍《せいかん》になった」と言われた。

あなたもぜひ、この素晴らしい世界の扉を叩いてほしい。うまく利用すれば、あなたの人生は大きく変わる。そうした希望の時代が始まったのだ‼

二〇二一年三月吉日

浅井　隆

あなたが知らない恐るべき再生医療 ——— 目次

プロローグ

第一章 恐るべき最先端医療の世界

第二章 あなたの人生を変える幹細胞・培養上清医療のすべて

第三章　誰でも簡単にできる培養上清とは？

第四章　実際に起きた奇跡

第五章 健康維持のための壮大な実験!?

エピローグ

第一章　恐るべき最先端医療の世界

予防は治療にまさる。

（エラスムス「痴愚神礼賛」より）

寿命を縮めるのも長くするのも、あなた次第

私は大学に入った年に、最愛の母を亡くした。まだ四三歳の若さだった。死因は心不全。この時のショックと悲しみは、一生忘れない。まさに、「まさか……」という思いであった。信じられなかった。当時、まだ一〇代であった私は母の死という突然の現実を整理して受け止めることができず、ただショックと悲しみに打ちひしがれていた。

私の周りで若くして亡くなったのは、母ばかりではない。私の妻も、五七歳で亡くなった。乳がんだ。私をかわいがってくれた父方のおじも、六〇代後半で舌がんで亡くなっている。身内ばかりではない。私がかつて在籍していた新聞社では、六〇歳前後でがんや脳疾患《しっかん》・心疾患で亡くなる人が大変多かった。私が出版社・第二海援隊を設立する際、総務部長として支えてくれたＯ氏も六〇歳前後でがんで亡くなった。

母が急死した時、私はしばらくただ茫然自失として、その気持ちを整理することができなかった。しかし、新聞社で先輩方が若くして亡くなるのを見たり、妻を若くして亡くしたりという経験を経るに従い、次第に「人の生と死」について落ち着いて考えられるようになってきた。「人は必ず死ぬものだ。しかし、健康の維持を強く意識するかしないかで、寿命は自らの手で長くも短くもできる」――そのように考えるようになってきた。

たとえば、若くして病に倒れた新聞社の先輩方には、夜討《よう》ち朝駆《あさが》けが当たり前の苛酷《かこく》な勤務、そして今からすればパワハラそのものの職場環境からくるストレスにより、ヘビースモーカーの人が大変多かった。生活は当然、不規則であるし、暴飲暴食を重ねる人も少なくなかった。こういった生活が命を縮めるのは、理《り》の当然だ。

しかし、急死した母の場合は、そうではなかった。だが、母は大変な病院好き・薬好きであった。病院や薬の「ヘビーユーザー」と呼んでもよいくらいであった。私は、それが大きな問題ではなかったかと考えている。

なぜ病院好き・薬好きが問題なのか？　それは、治癒の基本は「自然治癒力」「自己治癒力」にあるからだ。本書で紹介する万能細胞と呼ばれる「幹細胞」、あるいはすべての長寿遺伝子を活性化させる若返り物質である「NMN《エヌエムエヌ》」。実は、これらは元々私たちの体内にあるものなのだ。それを補うのが最先端の医療であるわけだが、基本は外にあるわけではない。治癒の基本は、私たちの中にあるのだ。それをまず理解し、確認しなくてはいけない。それを外にあると思うことは、自らの中にある本来の力を信じないということだから、その本来の力が発揮されなくなってしまう。

私は「経済トレンドレポート」という会員制レポートの主幹を担っており、会員の方々には月に三回最新の経済情報をお届けし、また経済情報セミナーも開催している。その会員の皆さん向けに、最先端の再生医療情報のセミナーを行なったことがある。そこで講演してくださった外科医の先生もこうおっしゃっていた。「我々外科医は、切ったり縫ったりするけれども、縫う行為が治しているのではないのです。縫うのは、血が出てこないようにとかバイ菌が入らないようにといった目的で単純に傷と傷を合わせているだけで、治すのは我々じゃない。ほっといても治るんです。自分で治している。治す能力・治る力は、備わっているんです」。

本書で詳しく説明する「幹細胞の培養上清」（幹細胞の培養液の上澄み）だが、その培養上清研究の権威である名古屋大学名誉教授の上田実氏も、著書の中で次のように述べている。

私が辿り着いた培養上清は、幹細胞と同様にあくまでも再生医療の脇役であり、本当の主役は培養上清に含まれている多種多様な生理活性物質（筆者注：生命現象に微量で関与し影響を与える化学物質）によって患部に呼び集められる患者さん自身の幹細胞でした。再生医療の本質は、私たちがもつ自然治癒力を引き出す優秀な道先案内人を探し当てることだったのです。このことを知った時、私は改めて生命の不思議さ、偉大さに畏敬の念を抱かずにはいられませんでした。

――（上田実著『驚異の再生医療～培養上清とは何か～』）

最先端医療研究の権威は、主役は元々備わっている自然治癒力・生命の不思議さ、偉大さであって、医学はあくまでも脇役だと言うのである。

私たちはまずこれを理解し信じ、その上で日進月歩の最先端医療の情報を得て、必要に応じてそれを取り入れて行けば健康長寿は必ず実現できる。私は、そう信じてやまない。

六〇歳のマウスが二〇歳に！　驚異の物質NMN《エヌエムエヌ》

私は六〇代後半の今でも、現場主義の経済ジャーナリストとして必要があると考えれば世界のあらゆるところに足を運んで取材をする。南米（アルゼンチン）などへの出張は、行かれたことのある方はわかるだろうが体にはかなりきつい。また、私は複数の会社の経営者という顔も持つ。経営者の方はわかっていただけると思うが、会社経営というのも心身、特に心の面での負担は大きい。時には眠れない夜もある。

そういう私がもし、健康を損なってしまったら……海外取材も会社経営もできなくなり、会社は潰れ社員は路頭に迷ってしまう。もちろん、私の指導する各種クラブに入って下さっている会員の皆さんも困り果ててしまうだろう。そんなことは、絶対にあってはならない。だから私は、「株式会社　第二海援隊」を設立した四〇代の頃から人一倍健康には気をつかってきた。

ジャーナリストとして私が主に活動する分野は経済であるが、経済を考える時に狭くその分野だけを見ていたのでは正しく捉えることはできない。政治や社会問題をはじめ様々な事柄に関する情報を入手し、広い視野の中で考えて行かねばならない。

その幅広い情報収集の基本として役立てているものの一つが、「ＮＨＫスペシャル」である。私は基本的にネットメディアはもちろん、テレビや新聞など既存のマスメディアもあまり信用していない（というより、すべてを安易に信用するなという意味である）。異様にバイアスがかかっていたり、極めて底が浅かったり、そもそも「フェイクニュース」だったり、そうしたものが少なからずあるためだ。そんな中で、例外的にかなりの信用度を置いて見ているのがＮＨＫスペシャルだ。特に専門外の情報に関しては、まず第一ステップとして尊重している。健康や医療に関する情報も、ＮＨＫスペシャルによって教えられたことが少なくない。

二〇一五年の年初、そのＮＨＫスペシャルで「ネクストワールド　私たちの未来」という特集が放送された。五回にわたって、最新の科学による未来予測を伝えていた。その第二回目が、「寿命はどこまで延びるのか」であった。

番組は、冒頭のナレーションから衝撃的だった。先進国の寿命は、一日五時間のスピードで延び続けているという。世界の長寿研究者の誰もが、「二〇四五年には平均寿命一〇〇歳に到達すると予測している」というのだ。二〇四五年は、この番組が放送された時点からたったの三〇年後に過ぎない。「平成」の時代と同じ期間である。つまり、今から平成と同じだけの時間を経れば、平均寿命は一〇〇歳になるというのだ。

本当だろうか？　いくらＮＨＫスペシャルといっても、そうにわかに信じることはできない。私は驚きと疑いとが入り混じった気持ちで番組に見入った。すると、番組は驚くべき最先端の研究成果を伝えたのである。

二〇一四年一一月、慶應義塾大学で世界の長寿研究の第一人者が一堂に集《つど》うシンポジウムが開催された。最新の研究成果が次々に発表されたが、その中で最も注目されたのが「ＮＭＮ《エヌエムエヌ》」という物質だったという。ＮＭＮは、平均寿命が一〇〇歳になる寿命革命の最も有力な武器の一つと目されている。このＮＭＮの効果を世界で最初に発見したのは、日本人だそうだ。ワシントン大学医学部の今井眞一郎教授という老化研究の第一人者とのことだが、ＮＭＮの効果なのかテレビで見た印象は若々しい。

テレビでは、マウスを使ったいくつかの実験結果を伝えていた。まずは、糖尿病のマウスの実験だ。糖尿病の多くは、すい臓の働きが老化と共に衰えることで発症するが、ＮＭＮを一週間飲ませたマウスは血糖値が一気に下がり、糖尿病が劇的に改善したという。そのあまりに劇的な改善ぶりは今井教授にとっても予想外で、「最初に見た時は間違いではないかと、何度も何度も確認した」という。それくらいすごい効果が見られたのだ。

実は、この二〇年くらいの間にコンピュータの計算速度の飛躍的向上により、ヒトゲノム（遺伝情報）の解析も爆発的に進み、老化をコントロールする長寿遺伝子〝サーチュイン遺伝子〟が存在することもわかってきた。

しかし、このサーチュイン遺伝子、実は普段はあまり機能しておらず、なかば眠ったような状態にある。今井教授は、世界中の論文を取り寄せ実験を繰り返した。そして、七種類あるサーチュイン遺伝子のすべてを活性化させる物質を発見した。それが、ＮＭＮなのである。

このＮＭＮは、あらゆる生物に元々備わっているという。細胞内に存在する、ビタミンに似た物質だということだ。ただし、加齢と共に減少して行くため、それを補充してやるのだという。今井教授はこう述べていた。「ＮＭＮを体に補充することで、非常に大きな効果を得ることができる。私たちの体が失いつつある、あるいは落ちてきてしまった機能を補正する。そういったことにNMNを使うことができるだろう」。

もう一人、やはり長寿研究の第一人者の一人に、ハーバード大学医学部のデビッド・シンクレア教授（この方もテレビで見た印象ではとても若々しかった）がいる。このシンクレア教授のマウス実験の結果も、大変興味深かった。

シンクレア教授は、生後二二五ヵ月という、人間なら六〇歳にあたるマウスに一週間継続してNMNを飲ませた。その結果は、まさに驚くべきものだった。細胞の活性化レベルがなんと生後六ヵ月、人間なら二〇歳のレベルにまで若返ったのだ。シンクレア教授も次のように述べていた。「NMNは、人間と老化の関係における本質的な物質だとわかってきた。それを使ってダイヤルを巻き戻してしまえば、人は若返り、健康になる可能性がある」。

私には、「巻き戻す」という表現が印象的だった。年齢を「巻き戻す」ことが可能になろうとしているのだ。

さて、このNMNだが、読者の皆さんも大いに興味を持たれたのではないだろうか。「すぐにでも試してみたい」――そう思われた方も少なくないであろう。かく言う私もそうであった。様々なネットワークを駆使してＮＭＮを入手しようと試みてみたが、その時点では無理であった。まだマウス実験の段階だったということだろう。

一、二年経って、日本のあるサプリメント会社から中国製のＮＭＮを入手することができた。そして一ヵ月間、飲んでみた。それも、説明書に書かれていた一日の目安量の二倍をだ。結果はどうだったか？　実感は何もなかった。体のどこにも、何のプラスの変化も感じられなかった。それで止めてしまった。

これは決して、ＮＭＮを否定するものではない。世界トップレベルの長寿研究者の実験結果として有効だと検証されているのだから（マウス実験ではあるが）、大いに期待してよいものだろうとは今でも思っている。しかし、体に関することは、公式的に「必ずこれが良い」とか「必ずこれが効く」というわけには行かない。体というのは人それぞれで、通常の医療でもある薬がＡさんにはすごく効いてもＢさんには効かない、ということはよくある話だ。

また、同じ薬やサプリでも、メーカーによって当然品質にも差が出てくる。私が飲んだＮＭＮは中国製だったから、もしかしたらあまり品質が良くなかったのかもしれない。だから、読者の皆さんでＮＭＮを試してみたいと思われた方は、大いにチャレンジしていただきたいと思う。ただし、ひょっとするとマウスには効いて人間には効かないという可能性もあるかもしれない。

素晴らしい体感――長寿遺伝子を活性化するレスベラトロール

さて、ＮＭＮの場合は私は何の体感もなかったのだが、やはりＮＨＫスペシャルで取り上げられていたある物質は、私には飲んですぐに素晴らしい体感があった。

その物質との出会いは、ＮＭＮよりも先である。私が一ヵ月でＮＭＮに見切りをつけた理由の一つは、すでに私の体にとても合った優れた物質を手にしていたこともある。その物質とは、「レスベラトロール」である。先に述べた長寿遺伝子＝サーチュイン遺伝子を活性化する抗酸化物質だ。

これは、ＮＭＮを取り上げたＮＨＫスペシャルよりも大分前の二〇一一年六月にＮＨＫスペシャルで紹介していたものだ。この時の番組タイトルは「あなたの寿命は延ばせる〜発見！　長寿遺伝子〜」。

私はこの番組で初めてそんな遺伝子があることを知り、衝撃を受けた。番組では、そのサーチュイン遺伝子がＯＮになると指揮者のように働いて一〇〇近くの老化要因を抑え、その結果、肌・血管・脳など様々な器官が若く保たれ寿命が延びると考えられていると最新の研究結果を伝えていた。

そして、このサーチュイン遺伝子を活性化させる「方法」も紹介していた。それは、ＮＭＮではないある「方法」である。より具体的に言えば、「食生活」だ。カロリー制限をすると、サーチュイン遺伝子が活性化するというのだ。

これは飽食の世の現代にあって、太り過ぎは良くないというような次元の話ではない。カロリー制限によるサーチュイン遺伝子の活性化というのは、あらゆる生物に保存されているメカニズムなのだそうだ。昔は、飢餓状態が必ずきた。サーチュイン遺伝子は、飢餓状態がしばらく続いても生命を保つ「生体メカニズム」として備わっているのだと考えられている。

しかし「食品ロス」が問題となり、健康診断で「腹囲」の測定がなされるようになっている今日、カロリー制限をやり続けるというのは至難の業と言ってよい。カロリー制限はしたくないが、健康長寿は手にしたい。番組は、そういう欲張りな現代人にとっての福音を伝えてくれていた。カロリー制限をしなくても、ある物質を摂取すればサーチュイン遺伝子は活性化する——そう、その物質こそ「レスベラトロール」なのだ。

レスベラトロールは、ブドウの皮や赤ワイン、ピーナッツの薄皮、ブルーベリーやクランベリーといったベリー類などに含まれるポリフェノールの一種である。植物が紫外線や病害などのストレスにさらされた際に自身を守るための生体防御物質と言われ、高い抗酸化力を持っている。私はNHKスペシャルでレスベラトロールを知ってから、持ち前のジャーナリスト魂でレスベラトロールについて調べ、追いかけて行った。すると、様々なことがわかってきて、どんどんレスベラトロールの魅力に惹《ひ》き付けられて行った。

まずは、二〇〇六年に世界的に有名な科学誌『ネイチャー』に発表されたマウスによる実験結果である。「マウスに高カロリー食を食べさせると肥満になり寿命が短縮しますが、レスベラトロールを投与すると標準カロリー食の動物なみに長くなったと報告されました。肥満の程度は高カロリー動物とさほど変わらないのに、運動機能テスト（回転棒に何秒間つかまっていられるか）で改善が見られ、インスリン感受性が高くなり、肝臓・すい臓・心臓への障害が軽減していると見られたとのことです」（「健康長寿」ホームページ　順天堂大学大学院客員教授・東邦大学名誉教授後藤佐多良）というのだ。

これはまさに、カロリー制限せず美食により太っても健康長寿を手に入れることができるという、夢のような話ではないか！

次は「フレンチ・パラドックス」である。パラドックスとは「矛盾」を意味する。フランス人の一人当たりの肉の消費量は世界のトップクラスであり、また一人当たり年間六七リットルものワインを飲む（日本人は一リットル弱）。肉は飽和脂肪酸を多く含み、多量の飽和脂肪酸の摂取は心血管疾患のリスクを高める。ところが、フランス人はこんなに肉を食い、酒を飲む生活をしていながら、他の西欧諸国に比べて心臓病による死亡率が低い。だから、フレンチ・パラドックスと呼ばれているのだ（ちなみに、この用語はマスコミが作り上げたものではなく、フランス・ボルドー大学の科学者であるセルジュ・ルノーによる造語とのことだ）。

そして、このフレンチ・パラドックスを解く鍵こそ、レスベラトロールだという。その説明を、長崎大学薬学部のホームページから引用してそのままお伝えしたい。

これ（フレンチ・パラドックス）は赤ワインの中に含まれるポリフェノールによるものであろうと推測されています。ブドウは皮、種子に多くポリフェノールを含み、赤ワインはその皮や種子を取り除かずに発酵させて作られます。赤ワイン一リットル中に四グラム程度の

ポリフェノールが含まれています。ポリフェノールに活性酸素消去作用があることは多くの科学者が認めるところです。これらがビタミンEと同様に、脂質過酸化を防ぎ、動脈硬化を予防しているのではないかと考えられています。（長崎大学薬学部のホームページ）

赤ワインに含まれるポリフェノールがレスベラトロールであることは、言うまでもない。ふんだんに美味しい肉を食べ、赤ワインを飲み、そして病気にはかからない。これまた、夢のような生活ではないか！

さらに調べて行くと、マウスなどのモデル生物・実験動物を用いた研究では、抗炎症・抗がん・認知症予防・放射線による障害の抑止・血糖降下などの効果が報告されているという。

私は、「これは試さずにはいられない！」という思いに駆られ、ネットワークを駆使して入手に走った。まず最初に探し求めた国は、私が毎年二回は訪れるニュージーランドだ。この国は、食の質やオーガニックに対する意識が非常に高い。それは私たち日本人からすると、びっくりするくらいである。

たとえば、オーガニックを謳《うた》うレストランやカフェでは、メニューに生産地・輸入元を記載するのが標準だ。毎週各地で開かれるファーマーズマーケットでは、生産者が出店で卵・ハチミツ・ハム&サラミ・野菜・果物・パン・ドレッシングなどを売っているが、そのほとんどは生産者こだわりのオーガニック製品だ。今でこそ、世界的にオーガニックは知られるようになってきているが、そのはるか前の一九九一年にニュージーランドの首都・ウェリントンに誕生したのが、この国のオーガニックシーンをリードするスーパーマーケット「コモンセンス・オーガニクス」だ。

そんなわけで、この国は食の質やオーガニックに対する意識は非常に高い。また、ワインに関する意識も日本人とは格段の差がある。ワインに関してはソムリエでなくても従業員は最低限の知識があり、ワインリストにはワイン名・ブドウの種類・生産地・年代が書かれている。

そこで私は、食やワインに関する意識が高いニュージーランドなら質の高いレスベラトロールが手に入るのではないかと大いに期待したのだ。実際、購入することはできた。しかし……試しに飲んだ結果は、「う～ん、よくわからないな」というものだった。考えてみれば、レスベラトロールはポリフェノールの一種という化学物質なのだから、優れたレスベラトロールを入手するために求められるのは優れた化学・薬学の研究や技術であって、オーガニックやワインに対する意識の高さではない。私は少し方向を変えて、さらにレスベラトロールについて調べて行った。

すると、多少分析的に見る目も養われて行った。レスベラトロールには構造の違いで、「トランス型」と「シス型」が存在する。そして世界で発表されているレスベラトロールに関する研究論文の多くは、赤ワインやブドウなどに含まれる「トランス型レスベラトロール」を用いたものであり、この「トランス型レスベラトロール」の含有量が重要であることがわかってきた。

また、吸収率も問題であることもわかってきた。どれだけその成分が入っていても、体がそれを吸収しないのであれば意味はない。よい例がゴマだ。ゴマには、セサミンなど抗酸化作用を持つ成分が豊富に含まれているが、実はそのまま食べても栄養成分はほとんど吸収できない。ゴマは外皮が硬いので、粒のまま体内に入っても消化されることなく、体外へ排出されてしまうのだ。だからゴマの栄養成分を効果的に取り入れるには、外皮を壊した状態、つまりすりゴマの状態で食べる必要があるのだ（ただし、すりゴマは酸化しやすいので食べる直前にするのがベスト）。レスベラトロールも、ただ含有量が多いだけではなく、吸収しやすい状態になっているものが望ましい。

そうしたことをいろいろ調べて行くうちに、私は素晴らしいレスベラトロールに出会った。ブドウ種子由来の「トランス型レスベラトロール」を使用してスペイン・マドリード自治大学のマラニョン博士が開発したもので、レスベラトロールとやはり生理活性物質であるケルセチン、カテキンを混合している。これだと、吸収率は既存のレスベラトロールのなんと一〇倍！　さらに抗酸化力も三倍、紫外線による光老化作用に対する保護作用も三〜一〇倍だという。

私は、期待に胸を躍らせてこのレスベラトロールを試してみた。素晴らしかった！　以下は私の場合の体感で、体感には当然個人差があるが、私の場合はまず目が見えやすくなった（私は元々報道カメラマンであるし、今も原稿を書くのが仕事なので目の状態には敏感なのだ）。記憶力や頭のひらめきも良くなったように思われた。外を長時間歩いていてもすこぶる快調だし、肌の色つやも目に見えて良くなった。体脂肪・血圧・血糖値・中性脂肪値など、健康診断の数値も軒並み改善された。

あまりの素晴らしさに、私は「これは、自分が飲むだけじゃなく多くの人に広めたい！」との思いに駆られ、ついにサプリメント販売会社まで設立してしまった。ただ、講演も主たる仕事とする私は、ついこのレスベラトロール「商品」の素晴らしさを口にしてしまう可能性も高く、それは薬機法（正式名称「医薬品、医療機器等の品質、有効性及び安全性の確保等に関する法律」）上好ましくないので、その後この会社は売却し社長も降りた。ただ、今でもこの会社のレスベラトロールの熱烈な愛用者ではある。これがあったから、私はＮＭＮにさほど執着せず、わりとあっさり追求を止めることができたのである。

テロメアを維持して健康長寿を

本章のテーマである「最先端医療」から多少外れてしまったので、最先端医療の話に戻そう。ＮＨＫの番組で紹介されていた驚くべき最先端の医療は、まだある。その一つが「テロメア」に関するものだ。テロメアを特集したのは、二〇一七年五月一六日に放送された「クローズアップ現代」。番組タイトルは「生命の不思議〝テロメア〟健康寿命はのばせる！」だった。

では、このテロメアとは何か？　細胞が分裂増殖するには遺伝情報が収納されている自身の染色体ＤＮＡを複製する必要があるが、通常の仕組みではＤＮＡ鎖の両端は完全に複製されず、徐々に失われて行く。この、徐々に失われて行く染色体ＤＮＡの両端をテロメアという。テロメアは、元々染色体の末端を保護する役割を持っているので、その短縮が限界に達するとＤＮＡ鎖の先端がむき出しになってしまう。するとＤＮＡの複製工場は操業停止となり、細胞はもはや分裂することができなくなる。これが「細胞の老化」だ。

番組では「老化を防ぎ、若さを保ちたい。そんな願いを叶えると注目されている研究がある。ノーベル賞生物学者、エリザベス・ブラックバーン博士らによるテロメアの研究だ」として、このテロメアに関する研究を紹介していた。エリザベス・ブラックバーン博士は、テロメアとテロメアを伸長する酵素・テロメラーゼの研究により、二〇〇九年ノーベル生理学・医学賞を受賞している。

かつては、テロメアは一つの細胞の分裂回数を決める要素でしかなく、全身の健康状態や寿命との関係は明らかではなかった。しかし、ブラックバーン博士らの研究により、「テロメアの長さ」から全身の健康度や突然死の可能性などがわかるようになった。テロメアが短くなるにつれ、病気に罹《かか》りやすくなり死亡確率も高くなるという。

テロメアが短くても、細胞分裂が可能な状態であれば、細胞は正常に機能する。しかし短くなったテロメアを持つ細胞は、全身の他の細胞にも悪影響をおよぼす。番組にも登場した国内におけるテロメア研究の第一人者、京都大学大学院の石川冬木教授によると、「テロメアの短縮が細胞を老化させ、老化した細胞は炎症を引き起こす因子を分泌することが知られています。この因子は血流に従って全身に作用するので、全身の細胞の老化を促進する」（『サンデー毎日』二〇一七年四月一六日付）という。老化した細胞の数が増えるほど、体の組織も老化に傾きやすくなる。血管壁の細胞の多くが老化すれば、動脈が硬化し心臓発作が起きやすくなる。

では、何とかテロメアの短縮にストップをかけられないか――多くの読者の皆さんは、そう思われたのではなかろうか。そして、鋭い読者の中にはこう思われた方もいるかもしれない。「ブラックバーン博士はテロメアを伸長する酵素・テロメラーゼを研究したんじゃないの？」と。そう、実はテロメアを伸長する酵素・テロメラーゼは存在する。しかも、ちゃんと体内にだ。

テロメラーゼは、細胞分裂のたびにテロメアの塩基配列を再建し、加齢に伴うテロメアの短縮を遅くしたり防いだりする。十分なテロメラーゼがなければテロメアは急速に短くなり、体は早い時期に病に陥ってしまう。反対に、テロメラーゼが豊富にありテロメアが長ければ、細胞の老化は遅らせることができる。しかし、残念ながらテロメラーゼも歳をとると共に徐々に活力を失って行くという。「では、NMNのようにテロメラーゼも補充のために、人工的に摂取すればいいんじゃないか」と思う方も少なくないかもしれない。しかし、こちらは安全性の面で大きな問題がある。ブラックバーン博士は、「むしろ間違った（例えばがん）細胞が増殖する可能性がある」（同前）と警鐘を鳴らす。

どういうことかというと、実はがん細胞が無限に分裂できるのは、テロメラーゼが活性化しているためなのだ。生命体としては矛盾した話だが、がん細胞はテロメラーゼを活性化して無限の分裂能を示し、不老不死を獲得しているのだ。がん細胞に不老不死の力を与えてしまっては適わない、というわけでテロメラーゼを人工的に摂取するわけには行かないのだが、実は生活を整えることによってテロメラーゼの活性化を促し、テロメアの長さが維持できることが判明している。

ブラックバーン博士らの研究で明らかになっているのは、「睡眠を十分にとっているか」「健全な食事をとっているか」「適度な運動をしているか」「心理ストレスにさらされていないか」といったこととテロメアの状態との関係だ。

睡眠に関しては、毎日五、六時間しか眠っていない高齢者のテロメアは短い傾向があるが、七時間以上睡眠をとっている高齢者の場合は、中年の人と同じかそれ以上の長さだった。

次は、運動だ。運動については、過去一〇年間運動習慣のある人は、そうでない人と比べてテロメアが長かった。運動が健康に良いことは容易に想像がつくが、テロメアの長さにもかなりの影響を与えるのだ。遺伝的条件が同じ一卵性双生児一二〇〇組を調べた結果、体をよく動かしていた方がテロメアが長いことも確認されている。四五分程度のウォーキングを週三回、半年間続ければ、テロメアを伸長させるテロメラーゼの値が二倍になったという報告もある。

では、テロメアにとって良い食事とは何か。ブラックバーン博士と共同研究者であるエリッサ・エペル博士は、まず第一に「海藻」を挙げる。そう、日本人がよく食べる海藻だ。近年の研究により、海藻がテロメアを長くする食べ物の一つであることがわかったという。「海藻にはビタミンが豊富で、抗酸化作用がある。日本食は海藻を取り入れている点で、ほかの国と比べてはるかに優れた食事である」（エペル博士）（同前）。

もちろん、海藻だけでは食生活は成り立たない。海藻以外では、野菜・果物・ナッツやマメ科の植物・全粒穀物・魚などをとる人は、テロメアが長い傾向にあるという。エペル博士は「魚の中でもオメガ３脂肪酸を多く含むサケやマグロ、イワシがテロメアの維持につながる」（同前）と解説する。肉はどうか？　やはり、テロメアにとっては良くない。特に、加工肉（ソーセージ、ハム、コンビーフなど）がテロメアに最も悪影響があることがわかっている。

そして、ブラックバーン博士が特に強調しているのが、ストレスとの関係だ。たとえば先の食事などで、「海藻を食べなきゃいけない」とか「海藻はたくさん食べないとダメでしょ」などということになってしまうと、かえってストレスになってしまう。ブラックバーン博士と公私にわたり三〇年以上の付き合いがある大阪大学の平岡泰教授は、「健康的な食事も無理に取り組めばストレスのもとになり、それがテロメアに影響を及ぼす可能性もある」（同前）と述べる。良いことにも囚《とら》われてはいけない。

しかし、かと言って実はストレスは少なければ少ないほど良いわけではない。「実験用のネズミは整えられた環境で育てられますが、刺激が少ないために脳の発達が悪い。人の場合も、心身が健全に成長し、社会に適応して生きていくためには、ある程度のストレスは必要だということが世界的な研究でも知られています」（前出・石川冬木京大大学院教授）（同前）。ストレスは、なさ過ぎてもダメなのだ。

では、〝適度なストレス〟とはどの程度のストレスを言うのか。石川教授によれば「身の程にあった欲求。自分に無理のない欲求かどうか」が目安だそうだ。また、ストレスの内容や強さそのものよりも、それにどう反応するかがテロメアの伸縮に関わるという。どうも、定期的に心のチェックをして整える必要がありそうだ。ちなみに、ストレスを除くのに「マインドフルネス」と呼ばれる瞑想が注目されているが、この瞑想をしたグループはテロメアが伸びたという研究成果もある。

ところで、自分のテロメアの長さを調べることはできないのだろうか？　二〇一七年六月八日付日本経済新聞夕刊によれば、広島大学発のベンチャー企業であるミルテル社が、病気のリスクを知ることができるテロメア検査を実施しているという。ミルテル社の検査の特徴は、テロメア自体の長さに加えテロメアの先に「しっぽ」のように伸びている「Gテール」の長さが測れることである。Gテールが長いほど、テロメアの強度が高くなるとのことだ。

私も早速このミルテル社のテロメア検査を少し調べてみたが、なかなかおもしろい。この検査では、基本的にこの二つのことがわかるという。①テロメアの長さ（テロメア強度）から遺伝子年齢（テロメア年齢）を算出する。今までの生活習慣によるテロメアへの影響がわかる。②Gテールの長さ（テロメア疲労度）から「健康な状態」に近いのか、もしくは「疾患《しっかん》発症の状態」に近いのかがわかる。そして、この検査を受ければ、「テロメア疲労度」をモニターしながら医師がアドバイスを行なうことで、疾患に罹りにくい状態を維持でき、適切な予防や対策により健康長寿が目指せるというのだ。

さて、このミルテル社を調べて行く中で、私が「テロメアテスト」よりも惹かれたのは「ミアテスト」というものだ。ミルテル社のホームページによれば、同社の検査にはテロメアテストの他にもう一つミアテストという検査があり、これは「がん・認知症のリスクを見逃さない」というのだ。この検査では、採取した少量の血液から男性は一二種類のがん、女性は一三種類のがん、さらにはアルツハイマー型認知症の発症リスクまで調べることができるという。私にとって、病気の予知は極めて関心が高いテーマだ。本章冒頭で述べたように、私は若くして病によって命を失う人を何人も見てきたからだ。

私は早速、最先端の再生医療を受けるために通っているクリニックにおいて、この血液検査を受けてみた。結果は、おおむね「極めて低リスク」であったが、一項目のみ「やや高リスク」となった。私はこれには少々びっくりしたが、まだ病気として発症する前の段階なので「逆にここで気付いてよかった」とつくづく思った。今、予防措置をとっておけば大過《たいか》ないからだ。

繰り返しになるが、発病してしまってからでは遅いのだ。自身の未病《みびょう》リスクを把握した上での先手を打った地道な対策が、五～一〇年先に大きな差となる。「ミアテスト」を受ける前には、がんの専門医によるカウンセリングや指導、ミルテル社のテストを含む総合的な認知症リスク分析も提供されるので、興味のある方はぜひ自身の未病リスクを調べてみてはどうだろうか。

第二章 あなたの人生を変える幹細胞・培養上清医療のすべて

現代人を苦しめている病の大半は文明病なのだ。

（ジョン・J・レイティ：ハーバード大学医学部　精神科の准臨床教授）

新型コロナウイルス患者七三名を全員完治させた幹細胞治療

二〇二〇年、突如現れ世界中を震撼させた新型コロナウイルス。本稿を書いている二〇二一年三月初旬の時点では、ようやくワクチン接種が始まり世界中に広がりつつあるという段階である。ただし、ワクチンの有効性については議論百出で、まだその効果ははっきりしない。

しかし、まだワクチンも開発されておらず有効な薬も見当たらない状態にあった二〇二〇年五月、中東から驚くべき朗報が世界中に発信された。五月一日、ＵＡＥ（アラブ首長国連邦）がまったく新しい治療法によって七三名の患者を回復させたと発表したのだ。患者から採取した自身の血液の「幹細胞」を活性化させ細かい霧状にして吸入させたところ、肺の細胞が再生し全員が完治したという。

ＵＡＥといっても一般の日本人には馴染みがないし、「本当なの？　そんなに医療技術が進んでるの?」といぶかしく思う読者も少なくないかもしれないが、侮《あなど》ってはいけない。UAEは、中東屈指の技術立国なのだ。最近話題になったものに、火星探査がある。アメリカから宇宙関連技術を習得して自前の専門家を育成し、二〇二一年二月九日午後(日本時間一〇日未明)、火星探査機が火星の周回軌道への突入に成功したのだ。

技術立国の背景にあるのはもちろんオイルマネーだが、他の中東諸国と比べて国家戦略が際立っている。国家運営においても、指導層は英米から招くなどして欧米流の統治手法を学んできた。豊富な地下資源がある首都アブダビの資金力を背景に、ドバイを金融・投資の一大拠点に育て上げるなど、その先進性は他のアラブ諸国にはまったく見られないものだ。

その先進性が技術面で結果として現れたのが火星探査であり、そして上述した新型コロナウイルスに対する「幹細胞治療」なのだ。

さて、見事なまでの成果をもたらしたこの「幹細胞」とは何か? いよいよ本書の中核テーマに入って行こう。

人間の体は、部位に応じて約二〇〇種類、三七兆個もの細胞でできているが、中にはまだその役割が決まっていない細胞もある。まだ分化が終了していない細胞という意味で「未分化細胞」とも呼ぶが、この未分化の細胞が幹細胞なのである。この幹細胞には、二つのタイプがある。一つは、皮膚や血液など元々ある程度役割が決まっている幹細胞で、これを「組織幹細胞」という。もう一つは、体のどのような細胞にでも分化できる言わば横綱級の幹細胞で、これを「多能性幹細胞」という。

誰もがその名を知っている多能性幹細胞に、ノーベル生理学・医学賞を受賞した京都大学・山中伸弥教授の「ｉＰＳ細胞」がある。ｉＰＳ細胞を日本語訳すると「人工多能性幹細胞」。つまりｉＰＳ細胞とは、人工的に作られた多能性幹細胞のことだ。ｉＰＳ細胞が注目されるのは、ｉＰＳ細胞を神経や血液、あるいは肝臓、すい臓などに分化させることで「再生医療」など医療の可能性が夢のように広がるからだ。

再生医療とは、病気やケガなどによって失われてしまった機能を回復させることを目的とした治療法だ。ｉＰＳ細胞が持つ多分化能を利用して、様々な細胞を作り出す。たとえば糖尿病であれば血糖値を調整する能力を持つ細胞を、神経が切断されてしまうような外傷を負った場合には失われたネットワークをつなぐことができるように神経細胞を移植する、などのケースが考えられる。

今回のＵＡＥにおける幹細胞治療は、ｉＰＳ細胞ではなく患者自身の幹細胞を摂取したものだ。その幹細胞が肺の細胞に分化し、肺を再生させたのであろう。ＵＡＥの成功例に前後して、新型コロナウイルスに対する幹細胞治療による同様の成果が世界各国で数々報じられている。

米国胸部学会のサイトによれば、動物実験で幹細胞を投与したところ障害を受けた肺が修復され、炎症を抑えるメカニズムが確認されているという。中国やイスラエルでも似たような報告が見られることから、アメリカ・マイアミ大学の医師グループが幹細胞による治療を申請し、緊急許可を得た。二四人に対し臍帯血《さいたいけつ》（へその緒を流れる血液）から採った幹細胞を使って臨床試験をしたところ、人工呼吸器につながれた三名の患者が早速回復したとの第一報が入った（「マイアミ・ヘラルド」二〇二〇年五月一日付）。また、ニューヨークの病院では、新型コロナウイルスによる急性呼吸窮迫症候群（ＡＲＤＳ）患者一二名の生存率が八三％に上昇したと報告されている。

この幹細胞、実は誰もが体内に持っているものである。ただ、年齢と共にどんどん減ってしまう。生誕時には体内に約一〇〇億個も存在するが、年齢と共に逓減《ていげん》して行き、六〇歳では二億個程度しか残っていないという。なんと、五〇分の一になってしまうのだ。

そうなると、体にはどんな変化が生じるか？　体修復の万能細胞である幹細胞の減少に伴い、体内のあちこちで発生する損傷や疾患をカバーしきれなくなる。そのため、損傷や疾患の治りが遅くなったり、それどころか重症化したりしてしまうのだ。平たく言えば、老化とは幹細胞の減少に他ならない。

そこで、減り行く一方の幹細胞を採取・培養して、再び自身の体内に投与するというのが、幹細胞による再生治療なのだ。投与された幹細胞は血流に乗って体内をパトロールし、体内で損傷を受けている部位や疾患部位を見つけて自然に集まり（そう、自然に集まるのである！）、細胞に働きかけて治癒を促す「ホーミング効果」と呼ばれる作用を発揮するという。

せき髄損傷の寝たきり患者が、車を運転できるまでに驚異の回復

私が初めて幹細胞による再生医療を知ったのは、これもＮＨＫスペシャルであった。今から二年前の話である。二〇一九年五月四日に放送された「寝たきりからの復活～密着！驚異の『再生医療』～」。番組タイトルは決して誇張ではない。文字通り、寝たきり状態だった患者が幹細胞治療を受けてあり得ないような回復を遂げているのだ。

番組で追っていた患者さんの一人に五一歳の男性がいる。男性は水泳の飛込み競技の練習中、ガーンと頭から入ってしまった。一瞬の出来事で、手足はまったく動かない。コンクリートに埋められた感覚だったという。事故から八日後、筆で手足を触れられても感触すらなかった。医師からは「手足はもう、

おそらく回復しない。車イスに乗ることも無理かもしれない」と告げられた。

それでもスポーツをやっていた男性は気力を振り絞り、事故から三週間後、手足がわずかに動くようになった。しかし、そこまでだった。そこで運動機能の回復は止まってしまった。普通、せき髄損傷から一ヵ月を過ぎると、その後はもう大きな回復は望めない。当時の担当医は、「車イスで自走ができるようになれば……。歩くのはとても厳しいと感じていた」と語る。

それを一気に、劇的に改善させたのが「幹細胞治療」だった。男性自らの体から採取した幹細胞を培養し、点滴で体に戻した。驚くべき変化は、翌日早速現れた。手でグーを握れる。左右のひじも自分の意志で曲げられる。結果、頭を掻《か》くことができる。お昼くらいにはベッドから起きて座位になれて、夕方になるとなんと両手でタイヤを回して車イスがこげるまでになった。

回復はさらに続いた。幹細胞投与から一週間後には、支え歩きができるようになり、四週間後には自力で立ち上がれるようになった。一ヵ月半後には手の動きが大幅に改善したことで自分の手で食事ができるようになり、三ヵ月ちょっとでついに支えなしで歩けるようになった。

事故から七ヵ月後、男性は退院の時を迎えた。感謝の気持ちを伝えたいと、得意だったピアノを弾いて見せた。整形外科の医師は「せき髄損傷の場合、手や指の動きはなかなか回復しない。こんなことまでできるようになったのか」と驚きを隠せなかった。

男性は今、一人暮らしで自立した生活を送っている。車も運転できる。男性は言う――「ありがたいことに、ケガをする前の感覚と変わっていないです」。

この番組で取り上げていたのは、札幌医大による治験《ちけん》例だ。治験とは、研究段階の医療の最終段階だ。ざっくりいうと、医療研究はマウスなどの動物実験から人を対象とする臨床研究に進み、臨床試験の最終試験が治験だ。札幌医大での三年間にわたる治験の結果、治験を受けた一三人中一二人で運動機能が著しく改善。残る一人も呼吸能力などの回復が見られたという（せき髄を損傷すると呼吸筋の筋力低下、胸郭の動きの低下、肺の弾性力の低下など多くの要素が重なり合って自力で呼吸することも困難になることがある）。

私は、この奇跡的な回復事例を目の当たりにし、大変な驚きと共に感動を覚えた。持ち前のジャーナリスト魂もあって、「これはもっと調べたい！」という欲求を抑えられなくなった。そこでいろいろ調べて行く中で、都内で幹細胞を使った医療を行なっているクリニックを知り、早速訪ねてみた。

その先生は、まだＮＨＫが放送するかなり前に札幌医大の勉強会に参加しており、そこで実際に見聞きしたことは医者になって一番びっくりしたことだったという。「神経は、一度損傷すると再生しない」――それが今までの医学の常識だった。だから、せき髄損傷や脳出血・脳梗塞などで神経をやられてしまうと、もうリハビリ以外に治療法がない。しかも、ある程度リハビリでがんばっても限界は見えている――ごく普通に思っていたその常識が、ひっくり返されたのだ。今までの医療では、あり得ないことが起きている。そこで、幹細胞治療を志されたそうだ。

まず最初に、先生から幹細胞治療の動画を見せられた。幹細胞を投与する前と後、ビフォー・アフターの違いを見ることができる、いわば証拠動画だ。驚いたことに、ＮＨＫスペシャルと同じような奇跡的治療がこの目の前のクリニックで行なわれているのだ。

動画に出てきた患者さんの病気は、脳出血・せき髄損傷・変形性ひざ関節症。たとえば、脳出血から四ヵ月後に幹細胞を投与された四〇代の女性の例では、幹細胞を投与される前は手足の感覚（触覚）はまったくなく、もちろん手足を動かすことはできなかった。それが幹細胞を投与した直後には手足の感覚が戻り、そして動くようになった。その時彼女は、「人生が変わるかもしれない！」と声を弾ませた。三ヵ月後には杖《つえ》をついて歩けるようになり、六ヵ月後にはトイレにも一人で行けるようになった。今はもう、車イスではなく普通のイスに座って台所で好きな料理をしたりする生活を楽しんでいる。

同じく脳出血の女性の例では、脳出血から三ヵ月後に投与した。年齢は先の方より上の六〇代で、この女性の場合は投与前は自力で車イスから立ち上がることもできなかった。ところが投与直後は、「全然違う！」と声を弾ませ、いきなりつかまり歩きができるようになった。

幹細胞治療を行なう医師への五つの質問

ビフォー・アフターの動画を見て、次々と質問したいことが沸き上がってきた私は、沸き上がるままにどんどん先生にたずねてみた。それを以下に、大きく五つの項目でまとめた。

質問①：幹細胞投与に適正年齢はあるのか？

幹細胞治療に適した年齢はあるのか？　やはり細胞が若い方がよいのか？　それを先生にたずねてみた。その答えは、「若くて健康な人がやっても何の効果もないでしょう。歳をとって、こういう重い病気に罹った人に効果が出るものです」。確かにそうだ。若くて幹細胞がたくさんあって活性化している人は、幹細胞治療などする必要はない。

それと、幹細胞を培養して殖える能力、「増殖能」に年齢はあまり関係がない。

九〇歳の人でも、ちゃんと殖えるという。先生によれば、今まで三五〇例くらい幹細胞の培養を行なっているが、殖えなかった人は極めてまれだという。そして、経験的なものなので正確には言えないが、そういう人は今飲んでいる薬とか過去に肝臓を病んでいたとか、年齢よりもそういう原疾患や病歴などが増殖の妨げになっているのではないかとのことであった。

質問②：幹細胞は一〇〇億個が二億個に減ってしまうわけだが、そこに一億個足したくらいでなぜ効果があるのか？

このクリニックでは、患者から採取した幹細胞を三週間培養して一億個にし、それを点滴で患者に戻すという治療法をとっているという。すると、六〇歳ならすでに幹細胞は生まれてから五〇分の一、つまり二億個にまで減ってしまっているわけで、そこにたかだか一億個プラスしてなぜそんなに効果があるのか？　ということを不思議に思ったのだ。

先生の答えは、意外なものだった。幹細胞の数が、殖えたから効いているのではないというのだ。そうではなくて、「培養することで幹細胞が活性化される。その活性化された幹細胞を体の中に戻すと、すぐに働き出す。だから効く」というのだ。

さらに先生は、四億個投与しているクリニックもあることに触れつつ、こう言われた。「細胞なので血管に詰まったりするリスクも考えられます。当院でも一億個以上投与していたこともありましたが、経験からすると一億個投与してももっと多く投与しても、効果は変わりません」。あまり多く入れ過ぎると、体がビックリすることもあるそうだ。それはわかる気がした。

質問③：幹細胞治療の効果の出方を左右する要因は何か？

次にたずねたのは、効果の出方だ。幹細胞治療を行なっても効果が出ない人もいるのか。効果の出方を左右する要因は何か。

まず先生は、効果が見られない人はいないと断言された。そして効果が著しい人とそうでない人との差は、まず（発症からの時間が）早いか遅いかだと言われた。ただ、発症から一七年後に投与して効果が出ている人もいるから単純には言えないとのこと。あとは、損傷している部位・場所の違いであるとのことであった。

質問④：iPS細胞によるせき髄損傷や脳疾患患者に対する治療は行なわれていないのか？

次にたずねたのは、iPS細胞に関してである。札幌医大やこの先生のクリニックでは、患者本人から採った幹細胞を培養して再び本人の体に戻すという治療法で、せき髄損傷などに著しい効果を挙げている。しかし、少なくとも私が調べた範囲では、せき髄損傷や脳疾患に関してiPS細胞による治療が行なわれているという情報は得られなかった。ノーベル賞を受賞したiPS細胞＝人工多能性幹細胞で同じような治療は行なえるのか、あるいは実は今すでに現に行なわれているのか。

それに対する先生の答えは、現時点では行なえていない、とのことであった。

その理由は、①ｉＰＳ細胞は皮膚の細胞（自分の細胞〈自家《じか》〉の場合も他人の細胞〈他家《たか》〉の場合もある）の遺伝子を処理して初期化して未分化細胞にする。遺伝子操作しているので、がん化したり目的とは違う細胞になったりするリスクを排除できない。②費用が極めて高額。③しかし遠い将来、たとえば一〇〇年後などとなると大いに進歩している可能性がある。

要約すると、このような感じであった。つまり、現時点あるいは一〇年後くらいまでの時間軸なら本人の幹細胞を採って培養して戻すやり方が成果を挙げるだろうが、もっと長い時間軸（＝遠い将来）になるとｉＰＳ細胞がすごい成果を見せてくれるかもしれない、そういう話であった。

なお、先生にうかがったあと私が調べたところでは、せき髄損傷や脳疾患に対するｉＰＳ細胞による治療はまだ臨床研究の初期段階のようである。せき髄損傷の臨床研究は慶應義塾大学を中心に進められており、二〇一九年二月に厚生労働省に承認され二〇年一二月から移植の治験対象者を募集する予定だったが、新型コロナウイルスによる同大学病院の医療体制の影響から延期されている。まだ、治験に入っていないのだ。

また、京都大学iPS細胞研究所の長船健二教授によれば、現時点ではせき髄損傷の患者自身のiPS細胞による自家移植は困難だとのことだ。

その理由は、早期に神経細胞を移植すれば効果はあるが、患者からiPS細胞を作るのに二ヵ月程度かかり、iPS細胞の多数の株の中から最良の株を選ぶのに最低一年かかり、それを神経細胞に変化させるのにさらに二、三ヵ月かかり、時間的に到底間に合わないからだという。

期待が大きい将来の横綱候補のiPS細胞であるが、現時点ではまだまだ〝十両〟にも上がれていない、つまり稼げるところまで達してはいないようだ。

質問⑤：幹細胞治療により効果があると思われる病気には、他にはどんなものがあるのか？

五つ目の質問は、効果が見込まれる疾患についてである。先生からは、次々といろいろな病気の名前が挙がってきた。まず、「幹細胞治療は血管を修復す

幹細胞治療の効果が示唆されている疾患

血管 の病気	・心筋梗塞　・脳梗塞 ・腎不全初期　・認知症 ・糖尿病などの下肢の虚血 ・その他血管が病気になってくる病気全般 ・小児麻痺　・パーキンソン など
神経 の病気	・小児麻痺　・認知症 ・脳梗塞　・パーキンソン など
骨・軟骨 の病気	・リウマチ ・変形性関節炎
その他 の疾患	・糖尿病　・肝臓病 ・免疫疾患（難治性の膠原病） ・ぜんそく など
予防的効果	・疾病の予防 ・身体全体の若返り など

る」というところから話は始まり、心筋梗塞、脳梗塞、動脈硬化、糖尿病の合併症、腎不全も初期なら改善、認知症にも効く……と。認知症もある脳梗塞の患者さんに幹細胞治療を施したところ、出なくなっていた息子さんの名前が言えるようになり、冗談を言ったり感情も戻ってきたという。他に先生が示してくれた一覧は六三ページの図の通りだ。

幹細胞点滴で右ひざの痛みが消えた！

先生からビフォー・アフターのＤＶＤを見せられ、さらに様々な質問にも丁寧に答えていただき、私は何としても自分でも幹細胞治療を受けてみたくなった。しかし、この先生のクリニックでは主に脳出血・脳梗塞などの脳疾患や、せき髄損傷といった重い疾患の患者さんに対してのみ幹細胞による治療を施している。私にはそんな重い疾患はない。いたって健康体だ。

ただ唯一、右ひざに多少の痛みを抱えていた。私は車の運転が好きで、しかも乗っているのはかなりスピードの出る車である。ブレーキもアクセルも普通の車より脚力が要る。それが右ひざの負担になってか、健康そのものの体の中で唯一、右ひざの痛みにだけは悩まされていた。それを幹細胞治療によって何とかならないものだろうか。そこで私は、先の先生が顧問を務める都内の別のクリニックを紹介してもらい、ついに幹細胞の採取・培養、そして点滴による投与を行なってもらえることになった。

ここで、簡単に私が受けた幹細胞治療のプロセスを説明しておこう。

まず、幹細胞治療に関する説明を受けて同意書にサインする。その後、脂肪採取の日程が決められる。幹細胞は全身の様々な場所に存在しているが、先の先生のクリニックも私が通うことになったクリニックも、脂肪から「切開法」で採取する方法を採用している。

具体的には腹部に部分麻酔を施した上で、へその少し脇（クリニックや医師によってはへその下のところもある）を横に約一センチ程度切開し、米粒三粒くらいの大きさの脂肪を掻《か》き出す。施術自体はわずか五分程度で完了し、麻酔のおかげで痛みもまったく感じないが、重要なのは施術そのものよりも十二分過ぎるほどの止血だという。実際、私の場合も医師が約一〇～一五分程度圧迫止血した後、止血用の分厚い絆創膏《ばんそうこう》やテープ類を順番に貼付して三〇～四〇分間の安静を余儀なくされ、この間に培養に必要な血液を採取された。

傷口の表面は基本的に縫合せず、五日～一週間かけて外側から順次テープを剥《は》がして行くと、切開した部位は完全に治癒しており傷跡もほとんど目立たない程度だ。一方、採取された脂肪は専用の移送バッグに詰められて速やかにクリニックが契約している培養施設に届けられ、専用の培養液と自己血清を使用してただちに培養が開始される。

待つこと四週間。その間、培養状況についてクリニックから適宜報告が入るが、私の幹細胞は極めて増殖能が高い上に、幹細胞のクオリティを示す象徴的な尺度である「幹細胞特異的マーカー」(「CD73陽性率」「CD90陽性率」「CD105陽性率」)が、毎回一〇〇％近い数値であった(八〇％以上が適格とされる)。この「幹細胞特異的マーカー」とは、培養された幹細胞の「未分化率」、

浅井隆の幹細胞培養報告書

最終試験報告書

施設名	[redacted]クリニック　様				
製品名	間葉系幹細胞(MSC)				
検体ID	S2020090039	投与回数	3	採取日	2020年9月14日
識別番号	20191021J001　様			発行日	2021年3月10日

検査項目		結果	規格
外観		異常なし	異常なし
総細胞数		20×10^7	-
生細胞率		99.5%	90%
無菌試験(製品)　最終判定 製品への細菌混入の有無		陰性	陰性
エンドトキシン試験 細菌由来発熱性物質の有無		陰性	陰性
マイコプラズマ否定試験 肺炎の原因となる微小細菌混入の有無		陰性	陰性
幹細胞特異的マーカー 幹細胞の目印となる物質	CD73陽性率	99.6%	80%
	CD90陽性率	100.0%	80%
	CD105陽性率	99.9%	80%

細胞写真	コメント	品質管理責任者
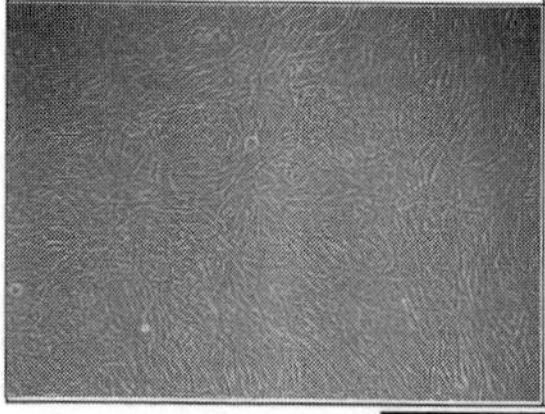		前川

[redacted]細胞加工センター

すなわち幹細胞が他の細胞に分化していない割合で、幹細胞のクオリティを端的に示す指標とのことだ。

ちなみに、一度の施術で採取された脂肪から投与回数にして約一〇回分の初期培養の幹細胞がストックされ、これらを必要な都度、拡大培養を実施して二億個まで増殖させて投与することができるため、毎回脂肪採取を行なう必要はないわけだ。

そして、多少の緊張と期待感に包まれて迎えた投与当日。「これが浅井さんの幹細胞（二億個）です」と、小さなアンプル四本に入ったやや白濁した凍結細胞を見せられた。これを解凍して遠心分離機で攪拌《かくはん》し、生理食塩水約二〇〇ミリリットルに希釈して、肺に負担をかけないよう一時間以上かけてゆっくりと投与された。

体感としては、投与の最中から身体がぽかぽかと温かく、投与後に治療を受けた温熱マッサージ師からは「同じ人とは思えないくらい、体が柔らかくなっていてコリも消えている」と驚かれた。

さて、幹細胞投与の結果はどうだったか？——幹細胞の点滴をやってもらった翌日、私の右ひざの痛みはほとんどなくなっていたのである！

培養上清とは何か？

私を右ひざ痛から解放してくれたこのクリニックは、先のせき髄損傷や脳疾患専門のクリニック同様に、厚生労働省から第二種再生医療等提供計画番号という認定を得て幹細胞治療を提供している。ただ、このクリニックにはそれ以上の特徴がある。それは、「培養上清」による治療に注力しているという点だ。

培養上清——読者の皆さんも初めて耳にしたという方がほとんどだろう。私も最初は「ばいようじょうせい？」、どう書くのかさえわからなかった。

幹細胞治療の先進性、そして実際に驚異的な効果を見せていることは、この目で確認しさらにいろいろ調べ、自分でも体感してかなり理解できてきたつもりではあった。では、「幹細胞の培養上清」とは何なのか？　そのクリニックの説明によれば「幹細胞を培養した培養液の上澄《うわず》み」とのことだった。「培養液の上澄み液？」——失礼ながら、そんなものがどれほど効果があるのか、説明を聞き始めた時は半信半疑だった。だが、そのクリニックでの説明を聞いて行くにつれ、私はどんどん培養上清に惹《ひ》かれて行ったのである。

「幹細胞培養」の詳細については第三章で述べるが、体から採り出した段階では当然のことながらそのすべての細胞が幹細胞であるわけではない。他の細胞と混然一体となっているため、他の細胞の増殖を停止させて死滅させ、幹細胞だけをどんどん増殖させて行かなくてはならない。そのために重要な役割を果たすのが、「培地《ばいち》」と呼ばれる培養液の存在である。

そして、幹細胞がある程度殖えた段階で幹細胞に何らかの刺激を与える。たとえば温度を変える、酸素濃度を変える、振動を与えるなどだ。そうすると、幹細胞は自らの恒常性を維持したり自己保全をするために、大量の生理活性物質を放出する。生理活性物質とは、生体内の様々な生理活動を調節したり、影響を与えたり、活性化したりする化学物質のことだ。極めて微量でも、絶妙な力を体に対して発揮する。これなくして、まともな生命活動は行なえない。それこそ、病気になってしまう。そういうすごい働きをする物質を幹細胞は自らどんどん作り出し、それが培養液の中にたまって行く。そして最後、純粋に幹細胞が作り出した生理活性物質だけにしたもの（幹細胞自体は含まない）、これが培養した後の「上澄み液」＝「培養上清」だ。

つまり培養上清とは、幹細胞が作り出した多種多様な生理活性物質液、もっとわかりやすく言えば、幹細胞が最もいきいき活動できるように自らが作り出した、最高のバランス調合液なのである。

培養上清の中にどれくらいの種類の生理活性物質が含まれているのか？　その全容はまだ解明されていない。ただ、含まれている生理活性物質の数は、なんと数百種類にもおよぶという。

一つだけ例を挙げると、たんぱく質の一種であるサイトカイン。サイトカインは、標的細胞にシグナルを伝達し、細胞の増殖、分化、機能発現など多様な細胞応答を引き起こすことで知られている物質だ。これら数百種類もの多種多様な生理活性物質は、いずれも幹細胞自身が必要だと感じて作り出したものだから、幹細胞にとっては最適かつ絶妙なバランスの物質群だと言えよう。

上述したサイトカインの中でも、特に治療＝傷んだ組織の再生という観点に着目してみよう。局所組織の微小環境を破壊型から再生型に変換するためのカギとなるサイトカインが二つある。「ＭＣＰ－１」と「ＥＤ－Seglec－９」というサイトカインだ。

この二つのサイトカインは、共同作業で局所のマクロファージ（白血球の一種。生体内をアメーバ様運動する遊走性の食細胞で、死んだ細胞やその破片、体内に生じた変性物質や侵入した細菌などの異物を捕食して消化し、清掃屋の役割を果たす）の性格を変えることによって抗炎症作用、免疫抑制作用、細胞保護作用など組織再生に有利な環境を作ることができるという。

だから、「組織再生」という観点からは特にこの二つのサイトカインが多く含まれている培養上清が望ましいのだが、おもしろいことに体のどこから採り出した幹細胞かによって、作り出される生理活性物質が異なってくるのだという。

この二つのサイトカインを多く作り出す部位もあれば、それほど多く産出しない部位もある。

幹細胞には、骨髄から採取する「骨髄由来《こつずいゆらい》」のもの（ＮＨＫスペシャルでとり上げた札幌医大はこれである）、「脂肪由来《しぼうゆらい》」（私が施術を受けた都内のクリニックはこれである）、「臍帯由来《さいたいゆらい》」そして「乳歯歯髄由来《にゅうししずいゆらい》」この四つが知られている。

この中で、上述の「ＭＣＰ－１」と「ＥＤ－Seglec－９」を最も多く産出するのはどこから採取した幹細胞であろうか？　培養上清による再生医療研究の権威とも言える名古屋大学の上田実名誉教授によれば、その答えは「乳歯歯髄由来」だという。つまり、幹細胞の培養上清は体のいろいろな部位から作り出すことが可能であるが、乳歯歯髄由来の幹細胞から作成される培養上清が他の部位のものに比べて高い再生能を持つのだという。

ちなみに、私が幹細胞投与してもらって右ひざの痛みが消え去ったクリニックでは、培養上清治療の場合、この乳歯歯髄由来の培養上清を使っている。

培養上清は幹細胞を活性化する最適物質の集合液

培養上清は多種多様な生理活性物質の集まりであるから、その機能を一言で説明することは難しい。ただし、上田実名誉教授によれば生物学的効果は次の四つに要約できるという。

①炎症を抑える機能

破壊された組織や臓器では、強い炎症が起きている。ケガをした時に傷口が腫れるのは、皮膚が炎症を起こしているためだ。培養上清に含まれる生理活性物質はその炎症を抑える。

②炎症で傷付いた細胞を保護する機能

炎症を抑え、そして傷付いた細胞を保護する。破壊された組織や臓器に対する緊急対応と言える。

③新たな血管を作る機能

新しく血管を作る。その新しくできた血管を通して、再生された組織や臓器が機能するために必要不可欠な酸素や栄養素が供給される。

④体の中に存在している幹細胞を誘導する機能

前出の上田実名誉教授は、これこそが培養上清を使った再生医療の一番の特徴だと言う。破壊されたり、傷付いたりした組織や臓器自体に存在する幹細胞本来の機能を呼び覚ましたり、その周りに存在する幹細胞を誘導したりして損傷部に健全な幹細胞を集めて増殖させ、必要な細胞に分化させる。

確かに、この機能はすごい。培養上清に含まれる生理活性物質のこの働き、幹細胞誘導機能があるから、幹細胞は組織を再生することができるのだ。

私はこの説明によって、先の都内の幹細胞治療医から返ってきた質問への回答に合点が行った。「一〇〇億個が一億個に減って一億個足したくらいで、なぜ効果があるのか？」に対する回答である。先生は、「幹細胞の数が殖えたから効いているのではない。そうではなくて、培養することで幹細胞が活性化される。その活性化された幹細胞を体の中に戻すから、すぐ働き出す。だから効く」と説明してくれた。幹細胞は歳をとって数が減ったと言っても、一億個や二億個はある。ただ、働いていないだけなのだ。

そうであれば、機能を呼び覚ましたり誘導したりすれば、組織は十分再生できる。上田実名誉教授は「培養上清の一番の特徴は幹細胞を活性化させること」と言う。そうなのだ。いくら歳をとっても体内に幹細胞はある。それを活性化させれば細胞は再生され、組織・臓器は再生され、治ることは可能なのだ。

このような四つの機能を持つ培養上清だが、上田実名誉教授はこうも言う。「従来の薬剤では、こうは行かない」。確かにそうだ。薬は対症療法だから基本的にある特定の症状にしか効かない。しかし、幹細胞自身が生み出した生理活性物質からなる培養上清は、幹細胞にとって最適な物質の集合液である。だから「再生という複雑なプロセスを進められる」のだ。

培養上清の素晴らしい効果と注意点

二〇二〇年一一月二日、日本経済新聞にあるスタートアップ企業（まだ世に出ていない新たなビジネスモデルを開発する企業）に関する記事が掲載された。記事の冒頭を紹介しよう——「再生医療スタートアップのユーファクター（東京・千代田）は一一月、アルツハイマー治療薬の臨床研究を始める。乳歯から採取した幹細胞を培養し、上澄み液を鼻の奥に投与する。幹細胞そのものを使った治療法に比べ安価にできる可能性がある」（日本経済新聞二〇二〇年一一月二日付）。乳歯から採取した幹細胞を培養した上澄み液——そう、本章で述べてきた培養上清のことだ。ピンとこられた読者もいることと思うが、この会社の技術面の指導を行なうのは、名古屋大学医学部の上田実名誉教授だ。培養上清によるスタートアップ企業が出てこようとしているのである。

記事には「培養上清を鼻の奥に投与する」とある。鼻の奥に投与などいうと大層だが、いわゆる「点鼻」である。目薬を差すのが「点眼」だが、それの鼻版と思ってよい。私も毎日やっているが、そんなに難しい話ではない。これは、クリニックに行かなくても自宅で簡単にできる。

そして、この自宅でもできてしまう培養上清の点鼻がすごいのだ。私が毎月通っているクリニックから聞いた話でも、培養上清の点鼻でアルツハイマー型認知症の患者さんに著しい効果が見られているという。詳しくは第四章で述べるが、培養上清の点鼻は認知症以外でも脳性麻痺・脳梗塞の後遺症など、脳疾患には効果を発揮する例が実に多いという。これは、鼻から入れた培養上清の成分は脳に浸透しやすいからだ。

では、脳疾患以外の体全体に関わってくる病気の場合はどうかというと、基本、点滴で投与する。点滴の場合はクリニックに行かなくてはいけない。時間は二〇分くらいだ。点滴でも数々の種類の病気に対して力を発揮している。狭心症の発作・慢性疼痛《とうつう》・糖尿病等々、実に幅広く様々な疾患に対して効果を見せている。

私はクリニックの先生からその幾多《いくた》の事例を聴いて、本当に驚いた。幸か不幸か、基本、健康体である私にはそこまで劇的な体験はない。しかし、体に問題を抱えている人というのは、体の機能が正常に働いていない人、体内に幹細胞はあってもボーっとしていて働いていない人と言うことができるだろう。だから、そういう人に培養上清が投与されると、ボーっとしていた幹細胞が働き出して体が再生されるのだろう。

本章の最後に、培養上清の費用と品質のことについて少し述べておこう。まず、費用だ。先の記事の中に「幹細胞そのものを使った治療法に比べ安価にできる可能性がある」とあった。私が調べたところでも、培養上清による治療は幹細胞そのものを使った治療と比べると価格は安くできる可能性が高い。

幹細胞そのものを使った治療も培養上清による治療も、基本自由診療だ。だから、保険適用の医療と比べるといずれも高額にはなる。それにしても、幹細胞治療の場合は確実に二〇〇～三〇〇万円ほどはかかってしまう。一方、培養上清の場合は継続の度合いにもよるが、もし短期で効果が出るような場合は桁違いに安くなる。

ただ、実は培養上清の費用というのはクリニックによってかなりの差があるのだ。自由診療であり、かつまた価格に競争原理が働くほど浸透してはいないから、下手すると費用はそのクリニックの先生の言い値になってしまう。

また、費用と共に品質にも注意が必要だ。生体の幹細胞が作り出した、生理活性物質の集合液が培養上清だ。普通の薬のように何の成分が何ミリグラムなどと決まっているわけではない。普通に考えて、品質には当然バラツキが出てくる。

では、どういうところをチェックしなくてはいけないのか。第三章では、そういった培養上清の詳細について述べて行こうと思う。

第三章　誰でも簡単にできる培養上清とは？

たいていの人は剣によるよりも、飲み過ぎ、食い過ぎによって殺される。

（ウィリアム・オスラー：

カナダ、米国、英国の医学の発展に多大な貢献をした医学者、内科医）

「乳歯の歯髄由来」の幹細胞培養上清のすごさと安全性

前章では、培養上清という未知の先端医療について概説した。ここで、培養上清の特性と種類について整理しておこう。前章でも少し触れたが、幹細胞は体内のどの部位から採取されたか、すなわち「由来《ゆらい》」によって「骨髄由来」（札幌医大はこれに該当する）「脂肪由来」（私が受けた幹細胞治療はこれに該当する）、「臍帯由来」「（乳歯）歯髄由来」などに大別される。

日本では、自分自身の体内から採取した組織から抽出～培養された幹細胞（「自家」という）しか治療に使うことはできず、たとえ肉親であっても他人の幹細胞（「他家」という）の投与は禁止されている。輸血が認められているのに不思議に感じる向きもあるだろうが、強いて言えば適合性（拒絶反応）やがん化のリスクなどの面で厚生労働省が慎重なためである。

ちなみに、海外では他家の幹細胞の投与が合法である国もあり、いまだ共産主義を引きずる大国の独裁者や一旦没落しかけたものの奇跡的な復活を成し遂げた著名ゴルファーなどが、他家の幹細胞投与を受けたと囁《ささや》かれている。

他家の幹細胞投与が非合法である結果、出産時のみに産出される臍帯由来や臍帯血由来幹細胞を治療に活用するケースは極めてまれということになる。乳歯歯髄由来も、未成年に対する幹細胞治療が容認されていない現況下においては現実的ではない。成人の永久歯の歯髄から幹細胞を抽出して培養することは、理論的には可能だが歯髄は残念ながら加齢と共に虫歯などの影響で損傷を受け、幹細胞が激減したり死滅するのが一般的である上、乳歯歯髄と比べて増殖能が圧倒的に劣るという（余談だが、六〇代後半の男性が親知らずから幹細胞の抽出を試みたが、二回失敗し三度目の正直でやっと培養に成功したそうだ）。

そうすると、現実的に再生治療に活用できる「自家」の幹細胞となると、脂肪由来または骨髄由来ということになるが、骨髄を採取するには激痛を伴い、極めて侵襲性《しんしゅうせい》（体への負担や影響）が高い。そのため比較的侵襲性が低く、手軽に採取できるのが「脂肪由来幹細胞」ということになる。そのため、現在、わが国で厚生労働省から正式に第二種再生医療等提供計画番号を付与されている幹細胞治療においては（培養上清治療ではない）、脂肪由来の幹細胞の使用が大半となっている。

私が受けている脂肪由来幹細胞治療の具体的な流れについては、第二章で簡単に紹介したので話を培養上清に戻そう。このように、幹細胞にはその採取部位（由来）によって骨髄、臍帯、臍帯血、脂肪、（乳歯）歯髄などがあり、幹細胞治療に利用できるのは、現実的には「脂肪」と「骨髄」である。

一方、培養上清は、こちらは幹細胞がいわば「原料」であることから、「骨髄由来幹細胞培養上清」「臍帯由来幹細胞培養上清」「臍帯血由来幹細胞培養上清」「脂肪由来幹細胞培養上清」「乳歯歯髄由来幹細胞培養上清」というように、原料たる幹細胞の由来によって大別される。

そして、ここが非常に重要な点だが、培養上清については幹細胞治療とは異なり「細胞が混入していない」ため、他人の幹細胞から作製された「他家」のものでも治療に使用可能なのである。したがって、幹細胞治療においては現実的ではない臍帯由来、臍帯血由来などの培養上清も流通しており、治療に使うクリニックも少なくない。

ところで、由来別培養上清間の効能面の違いは、ある程度は対象疾患の向き不向きがあるようだ。たとえば、骨髄由来は白血病に、臍帯由来は美肌や育毛に、臍帯血由来は血液がんなどに、脂肪由来は皮膚や内臓疾患に、そして歯髄は神経系の疾患や脳梗塞、慢性疼痛などに特に地力を発揮するという。

では、なぜ「乳歯歯髄由来幹細胞培養上清」がベストと考えられるのか?

まず第一点は、その比類のない増殖能の高さである。幹細胞の培養工程については次節で詳説するが、世界で初めて歯髄幹細胞の再生能力を発見した研究チームの一人である九州大学の山座孝義教授は、「脂肪由来幹細胞や骨髄由来幹細胞と比べて、歯髄由来幹細胞は三~五倍くらいの増殖能がある」と述べ、「乳歯歯髄由来幹細胞は、炎症や免疫反応が生じている病変部や臓器に強力に集まる力がある」という。また、前章で触れた通り名古屋大学の上田実名誉教授によれば、抗炎症作用、免疫抑制作用、細胞保護作用など組織再生に重要な役割を担う「ＭＣＰ－１」と「ＥＤ－Segﾞlec－９」という二つのサイトカインが他の由来の幹細胞と比べて格段に豊富に含まれているという。

つまり、増殖能が際立って高い乳歯歯髄由来幹細胞の培養過程で放出されるサイトカインをはじめとする数百種類もの生理活性物質は、他の由来の培養上清と比較して活性度が極めて高く、疾患や病変部位の再生面で大変優位に機能するということだ。

なお、乳歯歯髄由来幹細胞培養上清に含有される数百種類とも言われる生理活性物質についてだが、典型的な生理活性物質とそれらの適応疾患は八九ページの通りで、実に多種多様な役割を果たす点が興味深い。

以上は、培養上清の性能・機能面の優位性の考察であるが、もう一点、軽視できない問題がある。それは、培養上清の作製の元となる幹細胞の入手経路だ。

日本では臓器売買が禁止されているため、日本人の他人の脂肪由来幹細胞は流通しておらず、海外の大手医薬品開発メーカーが外国人の身体から採取された脂肪から培養された脂肪由来幹細胞を一〇〇万個単位で販売している。後述する通り、培養施設はこうした検体を購入して培養上清を作製し、汎用品として販売している。いくら感染症検査を実施していると言っても、どこの国の何歳の誰の脂肪なのか採取経路が皆目わからないのは、何となく気味が悪いと感じるのは私だけだろうか。

一方、臍帯や臍帯血については、元来、出産時に産婦人科で破棄されるものであることから、「韓国の産婦人科で捨てられている臍帯から培養された幹細胞が安価に入ってきている」などの噂も出回っており、こちらも検体の入手経路が不透明なのが実情だ。

その点乳歯は私の通うクリニックにおいては、日本人ドナーである幼児の年齢や性別、氏名まで明確に把握しており、ドナーの同意があれば開示してもらうことも可能であるという点は、培養上清を使って治療を受ける患者としては安心感があるだろう。

以上が、私が調査した結論としての乳歯歯髄由来幹細胞培養上清の相対優位性である。

数百種類の生理活性物質（成長因子）

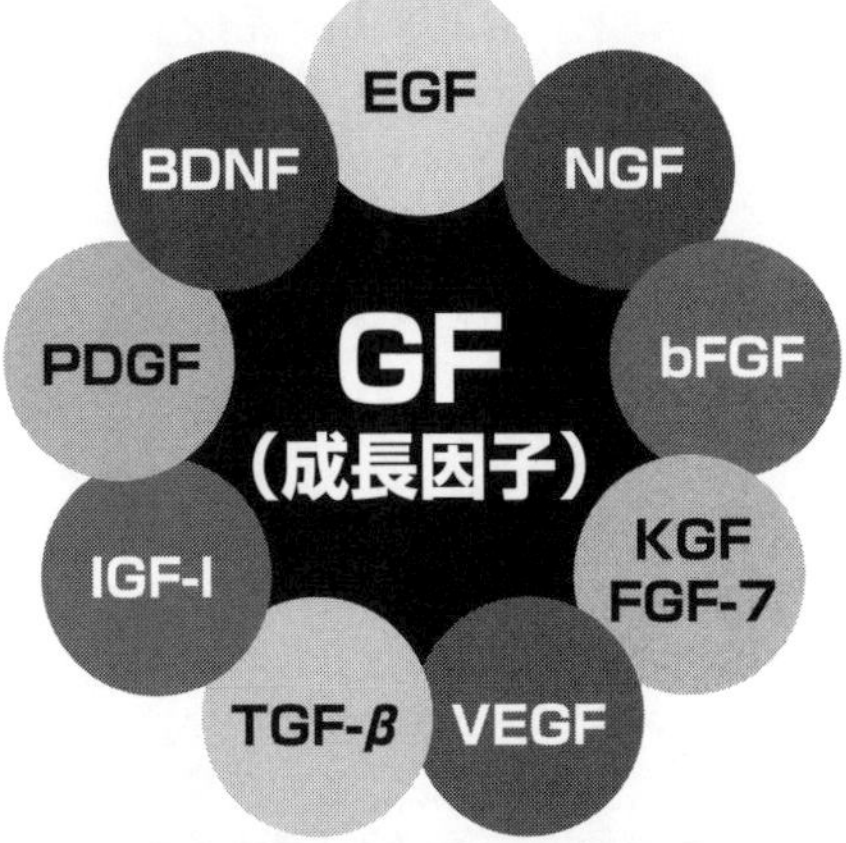

	生理活性物質	適応疾患
EGF	表皮細胞成長因子	シミ･くすみ、シワ予防 表皮ターンオーバーの改善
NGF	神経成長因子	神経細胞の維持、細胞損傷時の修復 脳神経機能回復の促進、老化防止
bFGF	塩基性繊維芽細胞成長因子	血管新生、組織修復
KGF/FGF-7	毛母細胞成長因子	発毛、育毛
VEGF	血管内皮細胞成長因子	血流改善、発毛、育毛
TGF-β	トランスフォーミング成長因子	抗炎症、創傷治癒
IGF-I	インスリン様成長因子	皮膚再生、育毛、シワの改善
PDGF	血小板由来成長因子	細胞分裂の促進、 損傷組織の増殖･再生
BDNF	脳由来神経栄養因子	アルツハイマー病　痴呆症の予防

知られざる培養上清作製のプロセスを詳説

さて、ここまで読んでこられた読者の皆さんは、培養上清とはどのような物質であるか、その種類や個々の特性についておおむね理解されたことと思う。では、その培養上清はどのようにして作製されているのだろうか？

前出の名古屋大学の上田実名誉教授らによれば、乳歯から歯髄幹細胞を培養する際の増殖過程で、幹細胞が放出するエクソソームやサイトカインなどと呼ばれる極めて活性度の高い数百種類もの生理活性物質を含有する上澄み液、すなわち「幹細胞培養上清」が回収できるということだ。

私が通っているクリニックでは、幼児の生え変わりの乳歯の中から成長因子が極めて豊富な歯髄幹細胞を選りすぐり、これらを培養することで得られる極めて活性度の高い培養上清を独自に作製し、多くの患者の治療に使っているという。

そこで私は、ジャーナリストとしての知的好奇心から、その作製工程や作製上の留意点などについて、クリニックが上清液（培養上清のこと）の作製を委託している大手培養施設の役員にヒアリングした。ここからは、読者の皆さんには少々専門的な話になるが、できるだけ平易に説明しよう。

まず「歯髄」とは、歯の一番内部に存在する歯の神経のことで硬いエナメル質や象牙質で保護されており、この中に良質な幹細胞が内包されている。生え変わりの乳歯は、自然脱落してしまうと歯髄が死滅してしまい幹細胞の抽出が困難となるため、乳歯がグラグラしているうちに歯科医院で抜去する必要がある。

歯科医により抜去された乳歯から素早く抽出された歯髄は、ただちに培養施設に移送され、コラゲナーゼと呼ばれる酵素を使用してコラーゲン分子のペプチド結合を切断するために加水分解処理される。その後、歯髄組織は低速遠心処理により浮遊物を廃棄してペレット状の組織のみが選別され、最初は「T25」と呼ばれる二五平方センチメートルの小さな平置きのプラスチック製フラスコに培養液約五ミリリットルと共に撒布され培養が開始される。幹細胞は「接着細胞」と言ってフラスコの底辺に根を張るように増殖する習性を持っているため、九五ページの写真のような平置きタイプのフラスコを使用する必要がある。

ところで、この培養開始時点では歯髄組織から幹細胞のみが選別されているわけではなく線維芽《せんいが》細胞など他の細胞と混然一体となっているため、組織から幹細胞のみを抽出してどんどん増殖させて行くために重要な役割を果たすのが「培地」と呼ばれる培養液の存在である。培地には目的に応じて様々な種類があり、他の細胞の増殖を停止させて死滅させ幹細胞のみを増殖させる、いわば幹細胞培養専門の培地を選択する必要がある。

ちなみに、私がヒアリングした大手培養施設は本業が国内有数の老舗の培地メーカーなので、幹細胞の増殖を強力に促進させる素晴らしい自社製の培地を備えているという。実際、京都大学によるｉＰＳ細胞の臨床をはじめとするわが国の最先端の細胞研究においては、同社の培地がほぼ独占的に採用されてきた実績を誇る。

話を培養の工程に戻そう。「T25」と呼ばれる小さなフラスコに撒かれた歯髄

歯の構造

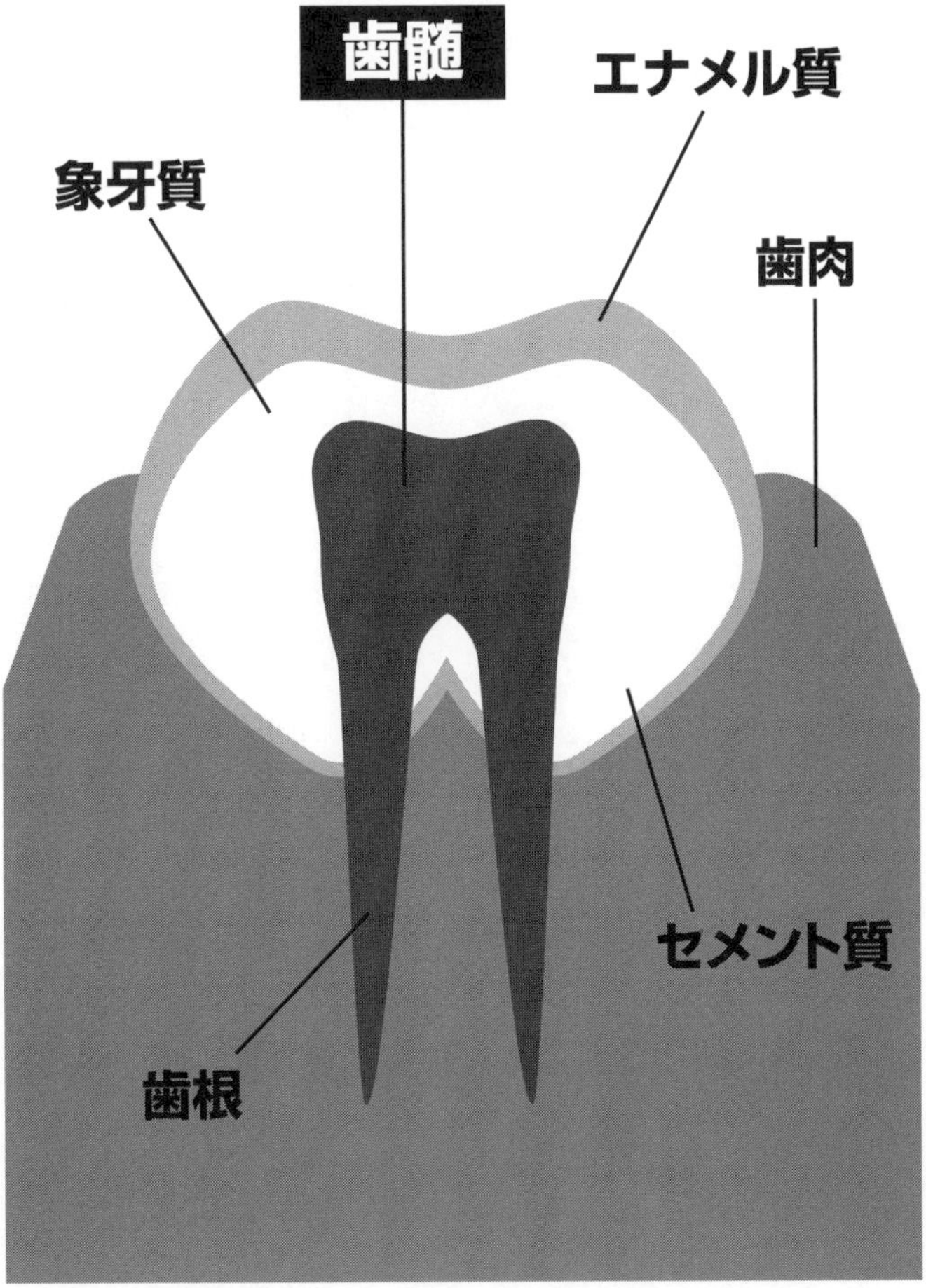

細胞組織から、培地の誘因により培養開始から三日後あたりに幹細胞が発現しだす。とはいえ、まだこの段階では目視で確認できる幹細胞はわずか数個程度だ。その後、幹細胞の増加に伴い順調に増殖することが確認できた時点で「生着」と判断されるが、この基準は画一的なものではなく、培養士の経験による感覚的な判断となるそうだ。したがって、保守的な感覚の培養士であれば「生着」判断はやや遅めになるそうだ。

ところで、「生着」は培養開始から四～七日後くらいが平均的だが、特に歯髄の場合には非常に立ち上がりが遅く、培養不発かと思いきや一〇日目以降にやっと本格的に増殖開始する事例も多々あるらしい。そして、そのような検体が後半で爆発的な増殖をすることもあるというのだから、細胞というのは本当に不思議なものだ。

さて、「生着」に成功した幹細胞が順調に分裂を続けると、いずれはフラスコの底辺を埋め尽くして培地に含まれる栄養分が枯渇する、いわば「飽和状況」に至る。こうして培養容器を細胞が埋め尽くした状態を業界用語で「コンフル

培養に使われるフラスコ

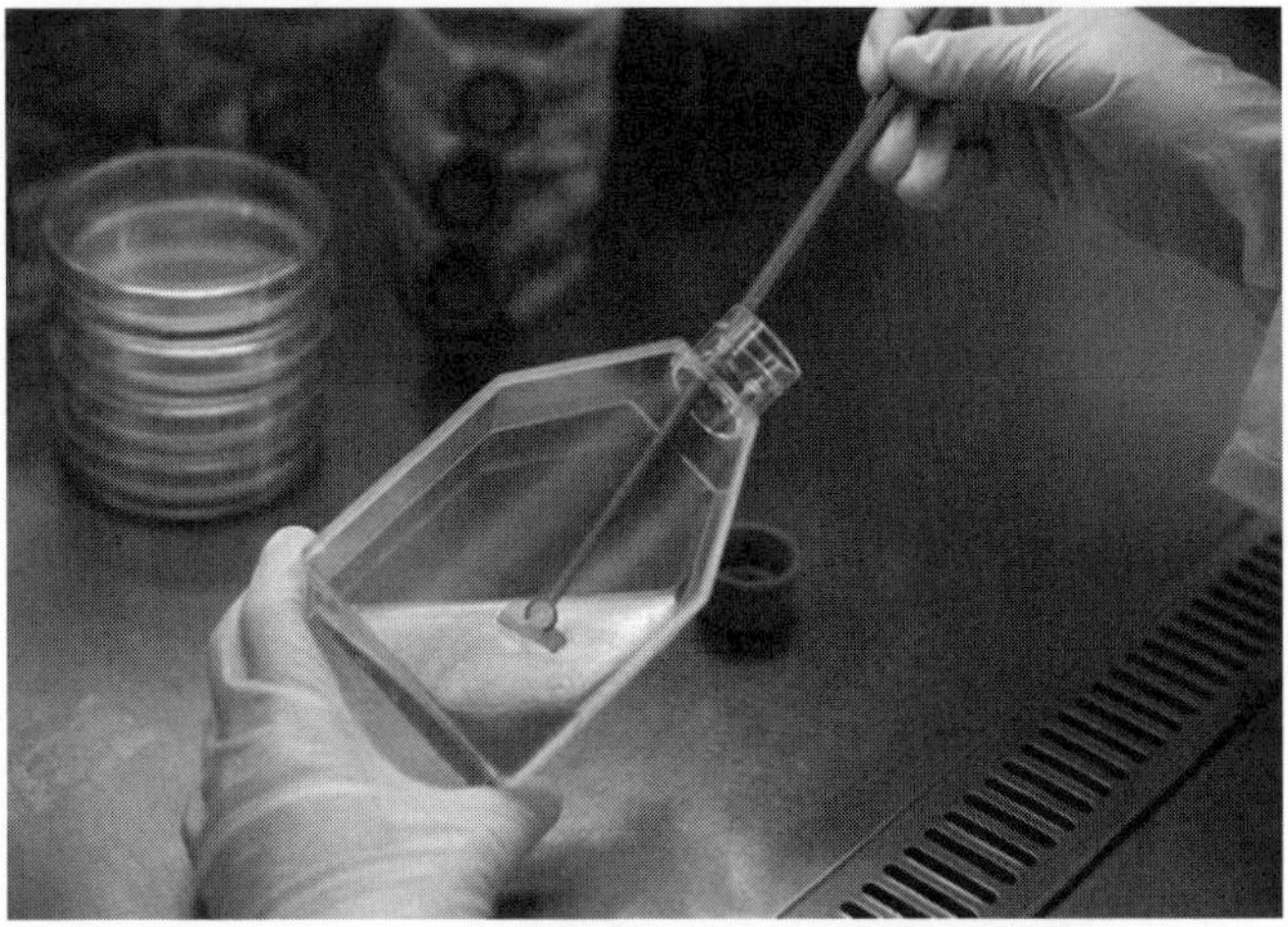

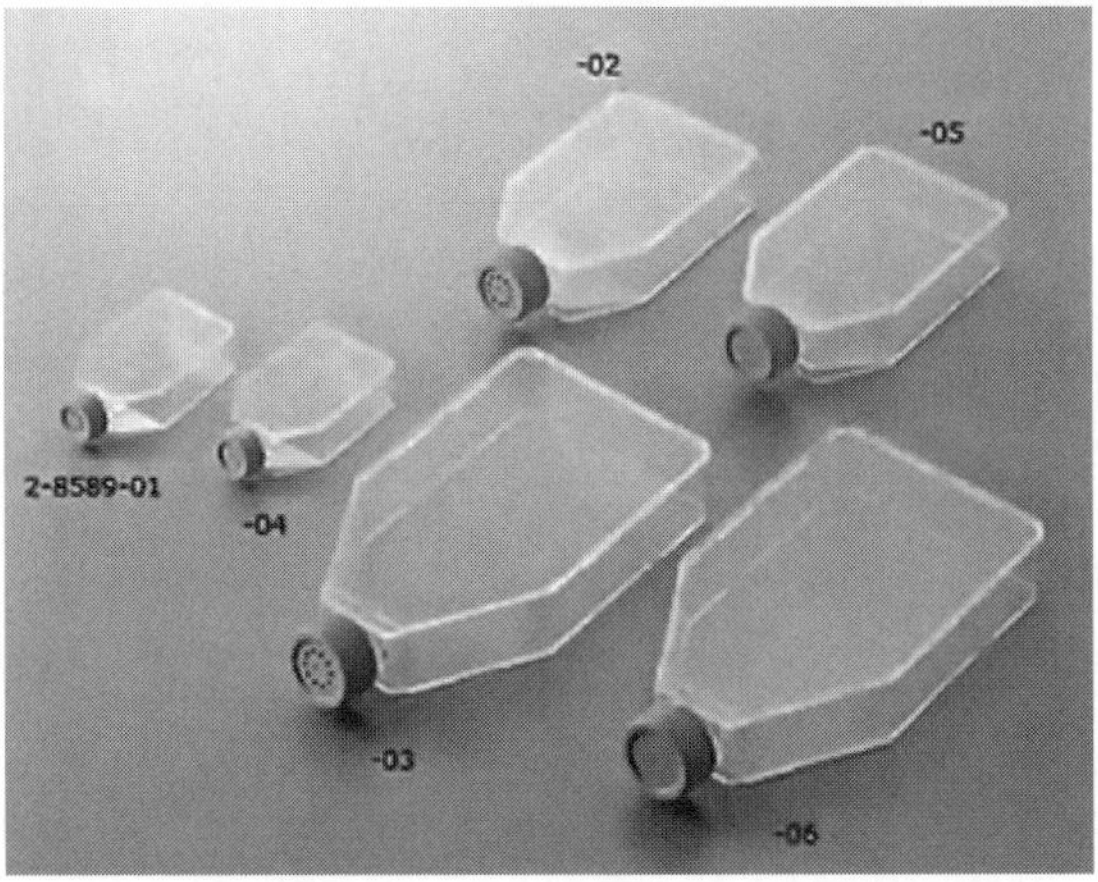

エント」と呼ぶそうだが、コンフルエントに至った幹細胞は細胞同士が接触することにより増殖スピードが著しく鈍化し、挙句に増殖を停止してしまう。

そして、コンフルエントが続くと細胞の形質に異常をきたし細胞が死滅することになるため、コンフルエントに至る手前の八合目くらいで培養した細胞を回収し、新たに別の大きな容器に移し替える作業が必要となるが、この撒き直し作業を「継代《けいだい》」と呼ぶ。

継代するタイミングについては、顕微鏡で目視観測した細胞の密度をベースに培養日数や培地のPHなどに基づき培養士の経験やノウハウにより総合的に判断するそうだが、培養開始時点で数個しかなかった幹細胞は、第一継代（P1）への移植時点で数十万～一〇〇万個程度まで増殖しているという。

このようにして、次は「T75」（七五平方センチメートル）と呼ばれる一回り大きいサイズのフラスコに継代された幹細胞は、約一五ミリリットルの培地を添加して順調に分裂を続け、同じようにフラスコの底辺の面積を埋め尽くして飽和状況に至る手前のコンフルエント八〇～九〇％の段階で約二〇〇万～三〇

細胞増殖する様子（6歳・女児の歯髄）

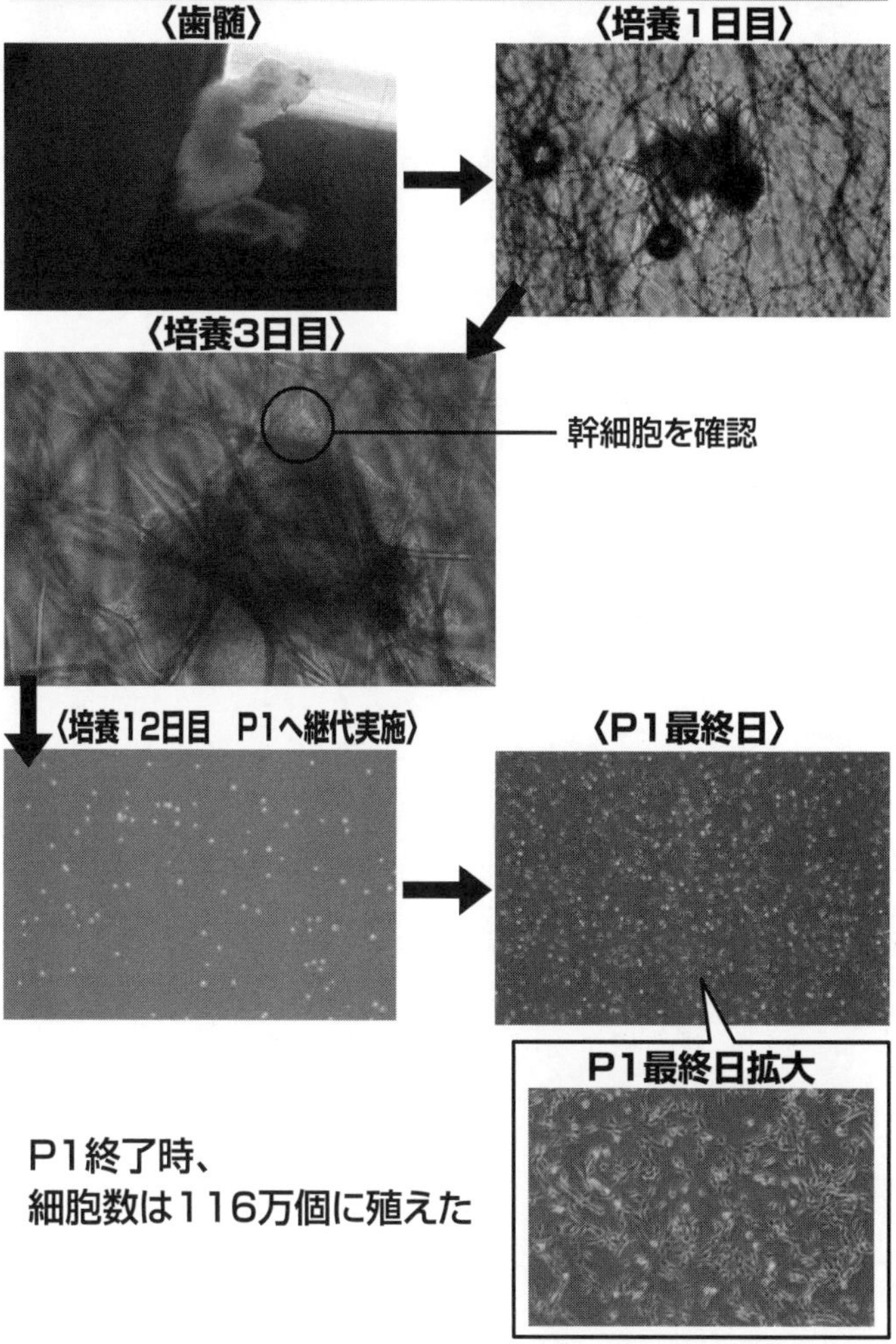

〇万個まで増殖する。すると、今度は第二継代（P2）へと移植され、さらに大きな「T225」（二二五平方センチメートル）と呼ばれるフラスコに培地約五〇ミリリットルと共に移し替えられた幹細胞は一層分裂が活発となり、同じようにコンフルエントに至る手前の約一五〇〇万～二〇〇〇万個で回収される。

こうして回収された幹細胞は一〇〇万～三〇〇万個に分割され、半永久的に品質を保持できるとされる培養施設内のマイナス一九六度の液体窒素タンクで凍結保管される。

ところで、前記の通りこの第二継代終了～凍結保管までに回収可能な培養上清は、添加した培地の合計であるわずか数十ミリリットルほどしかなく、到底クリニックなどにおいて広く治療に使用できるような分量ではない。そのため、実際にクリニックからの依頼に基づき上清液を作製する段階においては、前記の通り一〇〇万～三〇〇万個に小分けして凍結保管してある幹細胞を都度一本ずつ取り出して解凍し、二～三回継代を交えて培養したあところ過して細胞を廃棄し、上澄み液だけを抽出することで大量の培養上清が完成することになる。

細胞増殖と継代

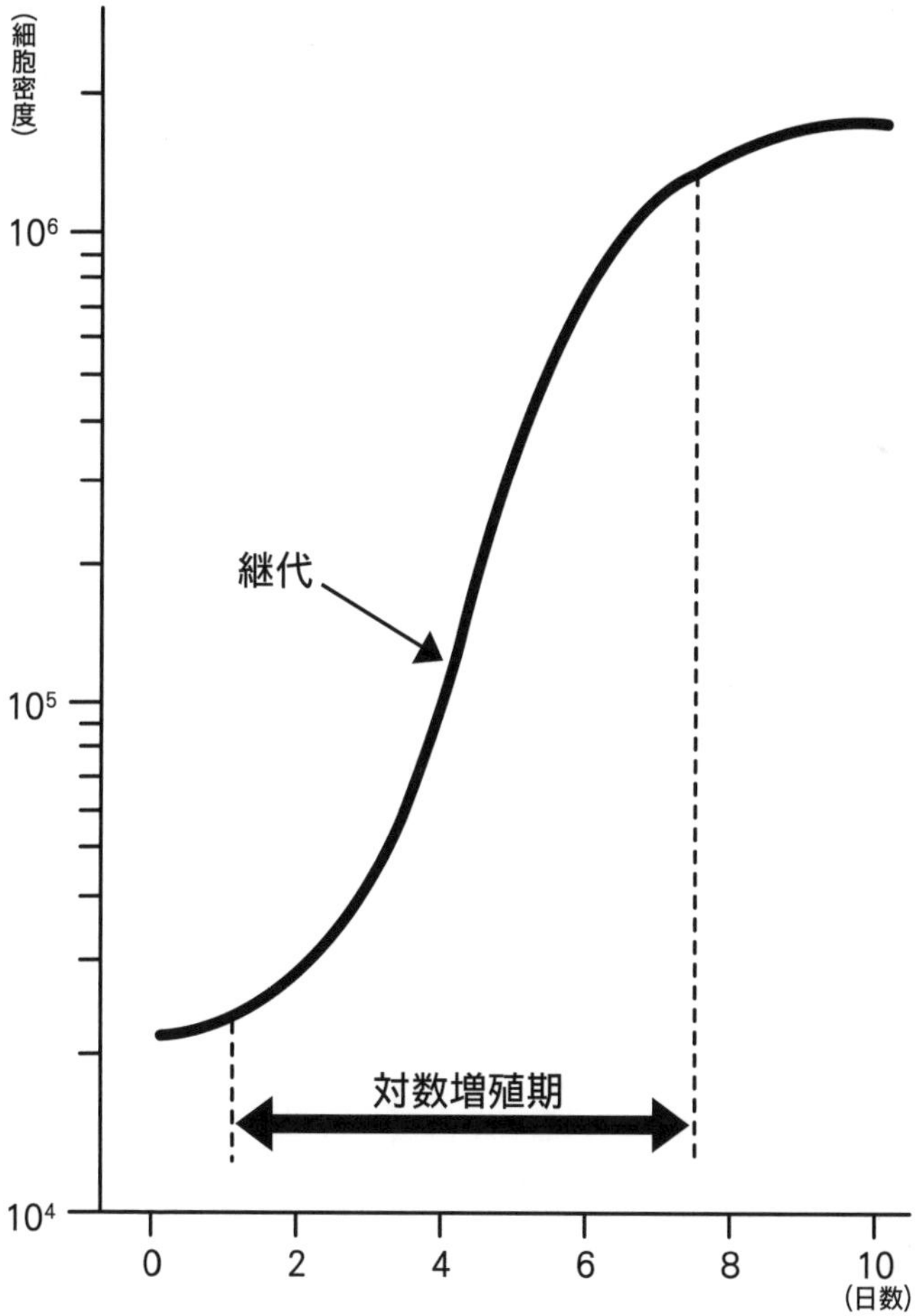

たとえば、クリニックからの委託で二〇〇〇ミリリットルの上清液を作製するとした場合、「T225」(二二五平方センチメートル)のフラスコ四〇枚を使用し、最終的に幹細胞を合計六億個まで培養する必要があるという。また、第二継代~第三継代あたりの凍結細胞一本を抽出して第五~第六継代あたりまで培養した胞数を小分けして凍結保管することも一般的であり、これを「拡大培養」という。つまり、拡大培養を繰り返すことでたった一片の歯髄組織からいわば子→孫→曾孫……というように無限に幹細胞を殖やすことができるわけだ。

豊富な生理活性物質を含む、良質な培養上清の条件とは?

以上が大まかな上清液作製の工程であるが、では良質な培養上清とは一体どのような要件を満たすものなのだろうか? 以下は、前出の大手培養施設の役員に対する質疑応答である。

——乳歯歯髄由来幹細胞培養上清以外の培養上清は取り扱っているのか?

「はい。当社では、元々汎用品として、脂肪由来と臍帯由来の二種類の培養上清を作製し、美容クリニックや研究機関などに販売しています。ただし、これらは外国人の検体から培養された幹細胞を海外企業から購入し、培養する際に得られる上澄みです。日本では臓器売買は違法ですので、日本人の脂肪幹細胞が出回ることはありません」

——乳歯歯髄由来についてはどうか？

「当社が乳歯歯髄由来幹細胞培養上清の作製に着手したのは、浅井先生が通っているクリニックからのご依頼がきっかけです。複数の乳歯歯髄をご提供いただき、何回も生着～培養実験を繰り返し、クリニックのご要望に沿う高性能な培養上清の作製にこぎつけました。今では、このクリニックから二ヵ月ごとに三〇〇〇～四〇〇〇ミリリットルもの特注作製依頼を受けています」

——乳歯歯髄由来と脂肪や臍帯など他の由来の上清液との性能面の相違は？

「これについては諸説あり、断定できません。一般論としては、歯髄は元々歯の神経ですので特に神経系や痛み、脳に効果的な生理活性物質を多く含むとされています。一方、臍帯由来は美肌効果が高く、脂肪由来は肝臓や頭皮に強いと言われていますね」

――同じ乳歯歯髄由来の培養上清において、性能面で個体差があるのか？

「どの幼児の抜去歯であっても、含有している生理活性物質はほぼ同一ですが、特にどのサイトカインが豊富かという個体の特徴はあります。同じ乳歯歯髄由来であれば、性能面で大差はないと考えていますが、数百種類もの生理活性物質の含有量をすべて検査しきれないというのが実情です。ちなみに、一種類の生理活性物質の含有量を検査するのに一七万円もかかります」

――活性度の高い良質な培養上清とは、つまるところ増殖能の高い幹細胞と同義なのか？

「活発に分裂する、すなわち増殖能が高い幹細胞は豊富に生理活性物質を放出すると考えられており、濃厚な成長因子を含む培養上清が回収できると考えられます。したがって、その点においては増殖能の高い幹細胞と良質な培養上清は表裏一体と言えます」

――個々の幹細胞の増殖能の高さはどの時点で判断できるのか？

「先ほども説明しましたが、歯髄の場合、生着や初期の増殖の立ち上がりが低調なケースも多いので、第一継代に移行後の増殖ペースを重視しています。第二継代移行後あたりから爆発的な増殖を示すのが歯髄の特徴です」

――継代が若い方が、活性度が高い培養上清が回収できるのか？

「幹細胞は、理論上は無限に継代することができます。しかし、ある一定以上の継代を重ねると染色体に異常をきたす可能性が高まり、形状異常になりがちです。また当社の経験上、拡大培養を実施して二回以上の凍結を経た幹細胞から作製された培養上清は相当程度劣化するようで、歯髄由来ではありませんがクレームを受けたことがあります」

なお、これらの点に関して私が通うクリニックの経営者によれば、乳歯歯髄由来幹細胞培養上清の品質や性能については、クリニックの運営上最重要視しており、作製依頼にあたっては特に以下の諸点にこだわっているとのことだ。

「まず、身元のはっきりしている日本人の幼児の生え変わり乳歯のみを厳選して幹細胞培養上清を作製するという点です。どこの国の誰だか不明な検体や、採取経路が不透明な検体は決して扱いません」

「培養上清作製に使用する乳歯歯髄の選択基準は、第一継代以降の増殖能と『幹細胞マーカー』と呼ばれる幹細胞の未分化率を示す指標を採用しており、一〇〇％近いものが優良な幹細胞です。さらに、適宜、指標となるいくつかのサイトカインを選択して含有量の検査も実施しています」

「幹細胞は無限に拡大培養可能ですが、継代が進むにつれて分裂回数、すなわち増殖能が鈍化することが立証されており、炎症性のサイトカインが産生されるとの論文もあります。一般的には一〇継代くらいまで問題ないと言われていますが、私どもは培養上清作製においては、第二継代〜第三継代の若い細胞のみを一回の上清液作製で使い切り、拡大培養は決して行ないません。この点については徹底しています」

確かに、私が収集した情報によれば、数十回も継代も重ねた、いわば〝出し殻〟のような幹細胞から作製された希薄な上清液を取り扱っているクリニック

培養の回数と分裂回数

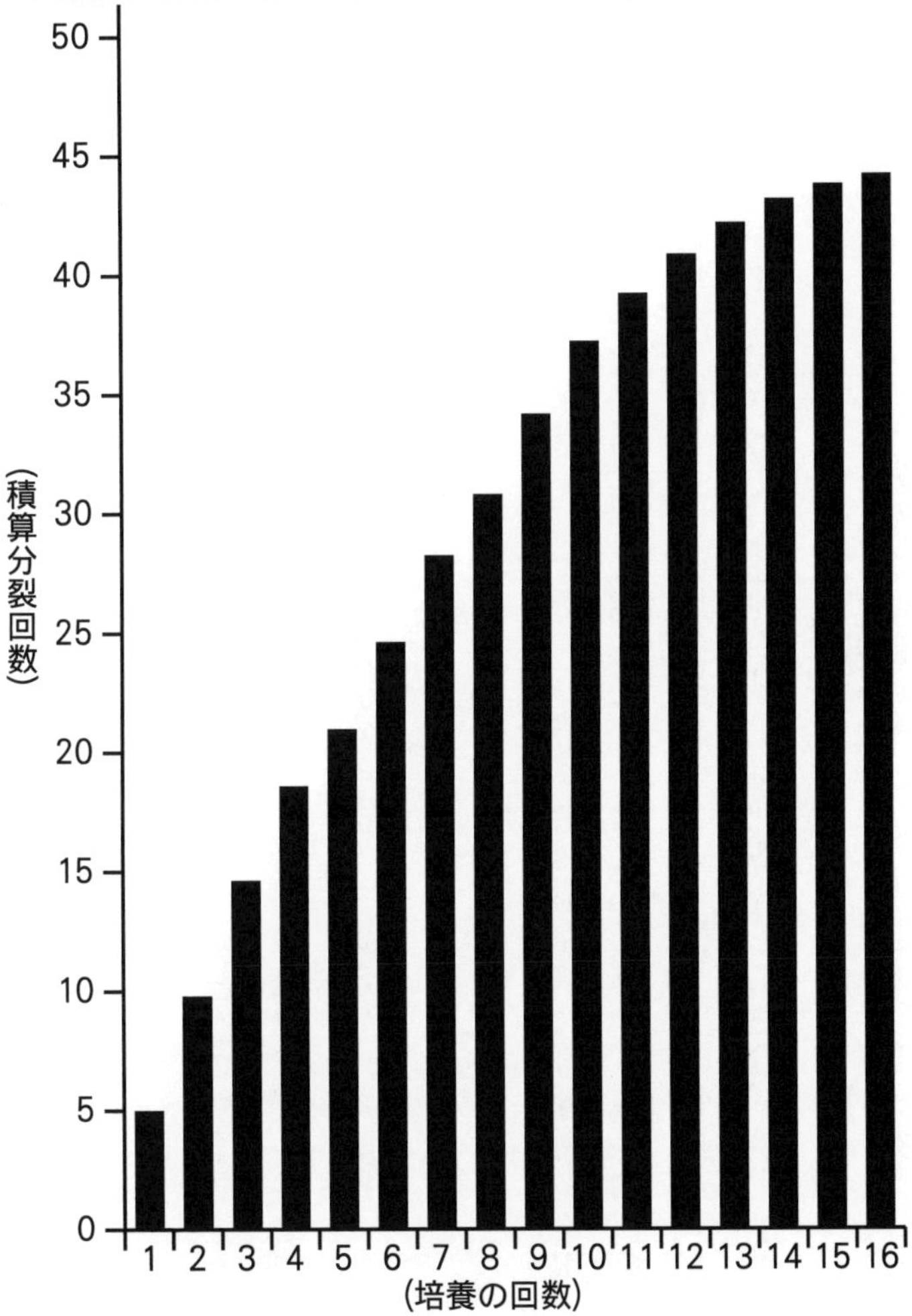
50
45
40
35
30
25
20
15
10
5
0
（積算分裂回数）
1
2
3
4
5
6
7
8
9
10
11
12
13
14
15
16
（培養の回数）

も存在するというから、一口に培養上清と言っても注意が必要だ。

では、その他の留意点についてはどうだろうか？　同じく私が通うクリニックの経営者に聞いた。

「数百種類の生理活性物質を含有すると言っても、上清液とはつまるところ培地、すなわち培養液に他なりません。したがって、培地の成分や安全性は非常に重要です。その点、私どもが幹細胞の培養を委託している専門施設は、わが国を代表する老舗の培地メーカーなので信頼できます」

「培養を促進させるため、培地に血清を添加することが一般的ですが、この点については注意が必要です。というのは、一部の培養施設では上清液作製時の幹細胞培養において牛由来の血清を使用しているところがあり、抗生物質も混ざっています。私どもが依頼している培養施設においては米国のＦＤＡ（アメリカ食品医薬品局）に認可されている無血清培地を選択しており、抗生剤も混入していません」

一方で、新たな試みもある。幹細胞は継代を繰り返すと増殖能が劣化し放出する成長因子の質量も低下すると考えられるため、第一継代移行前の初期の段階で遺伝子操作を加えて「不死化」させるというのだ。こうした遺伝子操作により活性度の高い初期の段階の細胞の品質を固定化することで、以後、拡大培養を実施した際に品質面で安定的に培養上清が作製可能になるという。さらに、この試みは検体の個体差を解消することで製薬化を視野に入れていると言える。

価格面の難題解消が普及の鍵

身体のあらゆる疾患に有意に作用し得る、大変魅力的な先端医療である乳歯歯髄幹細胞培養上清であるが、実は費用はあまり可愛くない。最初に培養上清なる治療法を知り、初回の点滴治療費用を支払った後、私は都内のクリニックが提供する同種の治療メニューや料金体系について徹底的に調査した。

最初にわかったことは、厚生労働省所轄の認定委員会による厳格な審査を受けた後に初めて提供可能となり、安全性の面で厳しい管理体制が要求される幹細胞治療とは異なり、細胞が入っていないためか培養上清治療はいわば「野放し状態」だと言うことだ。この点について、先の大手培養施設の役員によれば、培養上清は「細胞治療」でもなく画一的な品質・効能・副作用などの掲示が要求される「医薬品」にも該当しないため、各クリニックの自主判断により治療に使用する「試薬」の位置付けだという。

この結果、先のせき髄損傷及び脳疾患専門クリニックや私が幹細胞治療を受けたクリニックのように、正式に第二種再生医療等提供計画番号を付与されているクリニックが幹細胞治療と並んで培養上清治療を提供している例もある一方、幹細胞治療の認定を受けていない美容系や免疫療法系など実に多様なクリニックが培養上清治療（または施術）を提供しているのである。

それらの培養上清は、脂肪由来、臍帯由来、歯髄由来と様々であるが、品質基準（生理活性物質検査の実施の有無、使用している幹細胞の継代数など）について質問しても、明確に回答してくれたところはほとんどなかった。

そして肝心の価格面であるが、これが非常に高いことに驚かされた。私が通うクリニックと同じ歯髄由来幹細胞培養上清を使用している他院の具体例を幾つか挙げると、テレビ広告も打っている某クリニックは一ミリリットルの単価が六万円で、一回の点滴は三〜五ミリリットルがスタンダードだ。予防医療に力を入れている都心の某クリニックは、歯髄・脂肪由来が一ミリリットルあたり六万円で臍帯由来は七万円。いずれも点滴一回あたり三ミリリットルが基本とのことだ。

幹細胞治療に係る第二種再生医療等提供計画番号を付与されている他院の例では、がん免疫療法も提供しているクリニックが点滴三ミリリットルで二二万円だから一ミリリットルあたり七万三三三三円ということになる。同じく幹細胞治療の認定を受けている某クリニックは、上記より少し安いが一〇ミリリットルで三五万円、三〇ミリリットルだと九五万円という。

一方、美容系のクリニックの相場も似たり寄ったりで、ドクターコスメで名高い某クリニックは点滴一回二ミリリットルで一五万円、六ミリリットルで三〇万円である。これも有名な都心の某クリニックは、なんと点滴一ミリリットルで一〇万円、点鼻一ミリリットルで九万円だというから驚きだ。

つまり、都内のクリニックにおける歯髄由来幹細胞培養上清の世間相場は、一ミリリットルあたり五万円以上が一般的であり、点滴治療の都度、軽く数十万円を支払わねばならないことになる。これでは到底、毎月気軽にというわけには行くまい。

こうした高価格設定の理由としては、第一に、培養上清の仕入れ単価自体が高額である点が挙げられ、培養施設が作製・販売している乳歯歯髄幹細胞培養上清の汎用品はクリニックの仕入れ値ベースで一ミリリットルあたり一万円近くするという。次に、これらの自費診療クリニックの多くは都心の一等地にあるため家賃をはじめとする固定費負担が大きく、これらが培養上清治療費用に転嫁されていることは明白だ。

その点、私が通うクリニックは価格面でかなり安価である。先に説明した通り、培養施設に乳歯歯髄を提供して培養上清を独自に大量作製することで一ミリリットルあたりのコストを低減させ、一回きりではなく継続的な投与を前提

培養上清治療の世間相場価格

	二種再生	由来	治療法	料金	(1mlあたりの単価 ※点滴)
Aクリニック	×	歯髄	点滴	60,000円/1ml	
Bクリニック	×	歯髄・脂肪	点滴	60,000円/1ml	
		臍帯	点滴	70,000円/1ml	
Cクリニック	×	歯髄	点滴	70,000円/1ml	
Dクリニック	○	歯髄	点滴	350,000円/10ml	(35,000円)
				950,000円/30ml	(31,666円)
Eクリニック	○	歯髄	点滴	220,000円/3ml	(73,333円)
			点鼻	54,000円/1ml	
Fクリニック	×	歯髄	点滴	100,000円/1ml	
				170,000円/2ml	(85,000円)
Gクリニック	×	乳歯歯髄	点滴	150,000円/2ml	(75,000円)
				300,000円/6ml	(50,000円)
Hクリニック	○	乳歯歯髄	点滴	100,000円/1ml	
				200,000円/3ml	(66,666円)
			点鼻	90,000円/1ml	
Iクリニック	×	乳歯歯髄	導入	60,000円/1ml	
		臍帯	導入	80,000円/1ml	
Jクリニック	×	歯髄	点滴	38,000円/1ml	

に他院の数分の一にあたる一ミリリットルあたり数千～一万円台前半で提供しているのである。

「幹細胞培養上清点滴は、五ミリリットル以下ではほとんど効果がなく体感もありません。当院のスタンダードは一回一〇ミリリットル。中には二〇ミリリットル以上投与される方もいらっしゃいます。そして、一回きりではなく継続が何より重要ですが、現在の世間相場では事実上不可能に近いので、思い切って安価にしました。お陰様で患者様に大変好評で、毎月継続して治療を受けられる方が、たくさんいらっしゃいます」とクリニックの経営者は語る。

大変素晴らしい培養上清ではあるが、世間相場が高いことがより広範な普及の大きな妨げとなっていると私は感じており、この点の解消が今後の課題の一つであろう。

点滴、点鼻、局所投与……培養上清治療のバリエーション

ところで、培養上清の治療法は具体的にどのようなものなのか？

まず、ほとんどのクリニックにおいては静脈注射、すなわち点滴治療が主流となっており、私も毎回約二〇分程度の点滴治療を受けている。そして、その投与量だが、世間相場は単価が高いためか二～五ミリリットル程度が主流だが、私の通うクリニックにおいては先に説明した通り一〇ミリリットルが基本だ。静脈内に投与された培養上清は全身を巡り、数百種類の生理活性物質が疾患や損傷部位に体内の幹細胞を強力に遊走させ、弱った細胞を活性化させ、血流の改善や組織の再生に寄与するのである。

次に、私が飽きることなく継続しているのが、クリニックが推奨する「点鼻療法」だ。「点鼻」という手法により、鼻腔内の粘膜を通じて脳に培養上清がダイレクトに送達され、アルツハイマー型をはじめとする認知症予防や治療、脳

疾患後遺症の改善などに絶大な効果があることは、実験結果でも明らかとなっている。幸い、私は認知症や脳疾患ではないが、多くの患者さんが認知症や脳疾患対策で成果を挙げているので次章でその一部をご紹介したいと思う。

点鼻用の培養上清は、専用のシリンジスプレーと共に一ミリリットル単位の小さな容器に詰められて、冷凍のままクリニックから自宅やオフィスに届けられる。私は仕事柄、連日目を酷使しているため夕方になると強い眼精疲労を覚える日々だが、リクライニングチェアに座って点鼻をすると、視界がぱあっと明るくなり頭がスッキリする。一般的には、就寝前に点鼻をすると熟睡できるという患者さんが多いと聞く。

その他の治療法としては「局所投与」というものがあり、要するにひざ関節や腰、肩など疼痛を抱える部位への医師による培養上清の注入のことである。聞くところによれば、特にひざ関節痛には多大な成果があるそうで、一回の局所投与でかなり改善される事例が多いらしい。

局所投与といえば、興味深いところではＥＤ治療だ。男性の読者の皆さんに

点鼻用の上清液と使用するシリンジスプレー

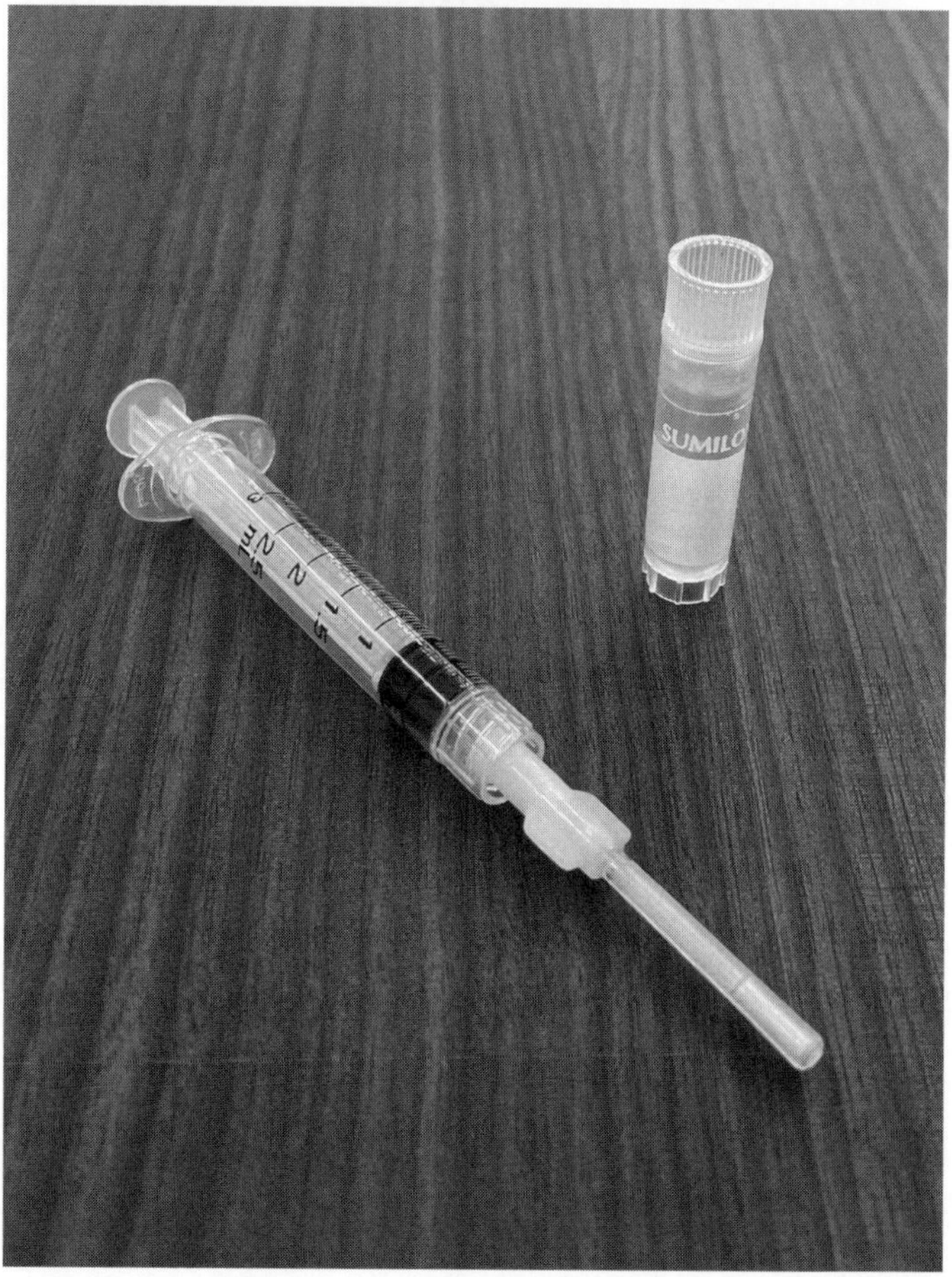

は他人事ではない問題であろうが、海綿体に培養上清を注入することにより血流を改善し、弱った細胞を活性化させることでＥＤ改善に効果があったという人もいる。興味のある方は、ぜひトライしていただきたい。

さらに、万能な培養上清は美顔や毛髪など多方面に効果を発揮している例もあり、奥の深い培養上清をどう使いこなすかは個々の患者次第とも言える。

「幹細胞治療」と「培養上清」、あなたはどちらを選択すべきか？

本章では、幹細胞培養上清という最新の再生医療の概要や期待される効能について、その作製プロセスも交えて一通り解説した。ここで、「幹細胞再生治療」と「幹細胞培養上清治療」の相違について改めて総括しよう。

一言で表現するなら、「幹細胞再生治療」とは「細胞の移植」であり、自身の体内から採取され培養された後に投与された正常な幹細胞が、病気の幹細胞と置き換わるものである。一方、「幹細胞培養上清治療」とは「培養上清」による

「幹細胞活性化治療」であり、幹細胞から分泌された数百種類の生理活性物質が体内の幹細胞を患部に誘導させ、組織修復・免疫調整などを通じて「絶妙に調合された薬のように作用する」ということになる。

では、どちらがより効果が高いのか？　いずれを選択したらよいのか？　という点が非常に気になるところであろう。実際、私はファンの方々からこうした質問をしばしば受けている。

この点について、私が通うクリニックの医師はこう説明する。

「幹細胞治療は、特にせき髄損傷や脳梗塞、脳出血など緊急性の高い重篤な疾患に効果的です。実際、新型コロナウイルスに罹患して人工呼吸器に繋がれた瀕死の肺炎患者数十名に幹細胞を投与したところ、ほぼ全員が回復して退院したという驚くべきニュースが世界各国で報道されましたね。こうした、いわば『待ったなし』の急性の疾患には培養上清だけではもの足りず、幹細胞の投与が望ましいと考えます。なお、脳梗塞や脳出血の治療は早く開始すればするほど効果があります」

「一方、糖尿病や肝障害などのいわゆる生活習慣病の治療は長期戦となりますので、一～二度の幹細胞投与よりは培養上清を長期にわたって継続する方が理にかなっています。また、アルツハイマー型をはじめとする認知症についても培養上清が大変効果的です」

ここで、この一年数ヵ月の間に幹細胞投与を七回、培養上清治療を一〇回以上受けた私の経験を話しておきたいと思う。

まず、最初に受けたのは培養上清治療だった。一番驚いたことは、とても眠くなるのだ。あとで詳しい人に聞いたところ、眠くなるというのは若返っている証拠だと言われた。歳をとると眠れなくなるという人がいるが、これは若い時は眠っている間に成長ホルモンがさかんに分泌され、それによって疲れを取り体の傷んだ部分を修復するため睡眠が必要とされ眠くなるのだが、同じように培養上清が体を治そうとして体を休ませようとするので眠くなるというのだ。

最初の数回は特に眠くなって、慣れると眠気は感じなくなる。その後、全体的に体が軽くなって若返った感じがしたのだ。

郵便はがき

料金受取人払郵便

神田郵便局
承認

1179

差出有効期間
2022年12月31
日まで

［切手不要］

101-8791

503

千代田区神田駿河台2−5−1
住友不動産御茶ノ水ファーストビル8F

株式会社 第二海援隊
経済トレンドレポート係 行

経済トレンドレポート入会申込書

お名前	フリガナ	男・女	年　月　日生 歳

●ご希望の会員種類に✓印をお付け下さい □FAX会員　□郵送会員　□電子版会員

●送付先住所（会社の方は会社名も）をご記入下さい

ご住所	〒
TEL	FAX
e-mail	
ご購入書籍名	

ご記入いただいた個人情報は、書籍・レポート・収録ＣＤ等の商品や講演会等の開催行事に関する情報のお知らせのために利用させていただきます。

《お問い合わせ先》株式会社第二海援隊 経済トレンドレポート担当 島崎まで
TEL：03-3291-6106 ／ FAX：03-3291-6900
URL http://www.dainikaientai.co.jp/ e-mail info@dainikaientai.co.jp

元々私は、体にひどく悪い場所や持病はないので、そういう意味では病気が治ったというのはないが、次に受けた幹細胞投与では先ほども書いたが右ひざが痛くてどうしようもなかったのが投与した翌日にはその痛みがもうほとんどなくなった。幹細胞投与について、ある人から「やればやるほど、効果がだんだん強まって行く」という話を聞いたのだが、確かに七回目に投与した時は、それまではどんなに指圧や温熱を受けてもとれなかったひどい肩甲骨や背中のコリが、ほとんどとれてしまったのだ。

体全体がスムーズに動くようになって、体重も減ってきた。これが、新陳代謝が上がったということだろうか。ファンや周りの人たちからは「精悍になって、若返った」「全然、歳をとりませんね」というようなほめ言葉を、この幹細胞投与、培養上清治療を受けて以降、何度も言われている。

というわけで、全体的に体が軽くなり、積年のコリが取れ、そして目の調子も非常に良くなった。少し前は文庫本の小さな文字を電車の中で読むことができなかったのだが、今はもう一日中読んでいても大丈夫というくらいに調子が良くなった。また頭の働きも良くなった気がする。

私の場合、やはり幹細胞投与、培養上清治療を受けてみて良かったという実感がとてもある。第四章で詳しく紹介するが、実際に培養上清だけでも驚くべき効果があがっている方々も少なくない。

ただし、効果という尺度だけで単純に比較できない面もある。第一に手軽さ、簡便さという点では圧倒的に培養上清に軍配が上がる。先に説明した通り、現在の日本では他人の幹細胞の投与は禁じられているため、幹細胞治療は自分自身の脂肪を採取し約一ヵ月かけて培養した後に初めて投与が可能となるため、思い立ったら今日にでも……というわけには行かない。

一方、培養上清は他人の細胞（乳歯歯髄など）を培養する際に生み出される多種多様な生理活性物質液の上澄みであり、細胞自体は破棄されるため他人の幹細胞から作製されるものの使用が認められており、いつでも気軽に投与が可能である。

第二に、費用面も軽視できない。幹細胞治療は、専門施設による培養コストが高額であるため、どのクリニックでも一回の投与のコストが数百万円を下らない。すでに見てきたように、幹細胞治療はせき髄損傷や脳出血など重篤な疾患の方には一回の投与で奇跡的な効果を現すことがある。しかし、そのような重い疾患ではなくアンチエイジング目的で行なう場合は、二～三回連続投与しないとなかなか効果を実感できないことが多い。そうすると、費用は大変な額になってしまう。一方、培養上清については確かに一回あたり数十万円程度と幹細胞治療に比べて格安だが、こちらは一回きりではまったく意味がないため継続するとなると結局は一〇〇万円単位にはなってしまう。

前述した通り、私は現在の培養上清費用の世間相場が高過ぎると感じている。それに対し、現在通っているクリニックは優れた大手培養施設との提携によって高品質かつ非常に安価な料金体系を提供しており、その点も私がクリニックを選別する際の重要な判断基準となっている。

そこで私の結論だが、資金的に十分な余裕がある方は、幹細胞治療と培養上清治療の両方をトライするのがベストである。どちらが効果的かは患者によってまちまちなようだが、少なくとも自分の幹細胞を移植した上で活性度の高い成長期の幼児の乳歯歯髄から分泌された生理活性物質を投与することで、大いに相乗効果が期待できるのではないか。

一方、資金的な制約がある場合、重篤な急性の疾患のケースは幹細胞治療に賭けてみて、慢性の生活習慣病や認知症対策、美容などエイジングケア目的であれば、長く培養上清を継続するのが最良の選択であろうと思う。

次章では、実際に培養上清治療を体験した方々の臨床例の一端をご紹介しよう。

第四章　実際に起きた奇跡

原稿より健康。

（毎日新聞大阪本社社会部の記者たちの「口ぐせ」）

実際に体験した人々の声

第三章では、乳歯歯髄幹細胞培養上清の驚くべき効能やその作製プロセスについて詳しく説明した。では、実際に私の通っているクリニックで治療を受けた患者さん達の治療の成果や体感はどんなものなのだろうか？　読者の皆さんが最も気になるところであろう。

前章で述べた通り、私が幹細胞培養上清なる先端医療と出会ったのは二〇一九年一〇月であるが、培養上清の虜《とりこ》になった私は、折に触れて私が主幹を務め発行している「経済トレンドレポート」において再生医療に関する最新の情報をお伝えしてきた。また、二〇二〇年には「再生医療セミナー」を開催し、コロナ禍の渦中であるにも関わらず少なからぬ会員の方々にご参加いただき、培養上清という世間ではまだ聞き馴染みのない先端医療について理解を深めていただく好機となった。

その結果、「経済トレンドレポート」を読まれた方やセミナー受講者の中から幹細胞治療や幹細胞培養上清治療を受けられる方も出てきた。そして、実際に治療を受けた方々から培養上清治療の実態についてのリアルな声が、私のもとにも寄せられている。これらの臨床報告は、他所では滅多に聞くことができない極めて貴重なものであるので、その一端をぜひ皆さんにご紹介したいと思う。

全身の細胞活性化による究極のＱＯＬ向上を実感

点滴を通じて静脈に投与された培養上清が、身体のどの部位に作用しどのような疾患改善に寄与するかは、各患者の年齢、体質、疾患の重症度、生活習慣などによってまちまちであり、初回から驚くほどの効果を得られる場合もあれば、体感を得るのに多少の時間を要するケースもある。だが、ほぼ全員に共通しているのは「深く良質な睡眠を得ることができるようになった」「身体が軽い」「風邪を引かなくなった」「落ち込み気味だった気分が明るく前向きになった」

「顔色が良くなった」などという、全般的な生活の質（ＱＯＬ）の向上やパフォーマンスのアップのようである。

茨城県坂東市在住のＫ・Ｎさん（六八歳）は、一三年前に市役所を退職し、先祖代々所有していた土地を活用して無農薬で農業を営んでいる。過去にフルマラソンに六回挑戦し、いずれも完走した実績を誇る生粋のアスリートだが、過度な運動により筋肉を傷め、腰痛や片ひざの疼痛に悩まされていた他、アスリート特有の心臓肥大（心拍数の低下）も抱えていた。

そんな中、二〇二〇年九月に開催された「再生医療セミナー」に参加したＫ・Ｎさんは、講演を聞いて初めて培養上清という言葉を知り、会場内で催された「無料点鼻治療モニター」に名乗りを上げ、初の培養上清投与を体験した。翌日、身体が軽くなったのを実感したＫ・Ｎさんは、思い切って「点鼻セット（一〇本）」を申し込み、二日に一度くらいの頻度で自宅で点鼻を続けてみた。そうしたところ、長年のマラソンで痛めた腰の痛みが嘘のように軽減し、夜は熟睡でき、衰え気味だった気力が蘇《よみがえ》ってきたという。

感動したK・Nさんは、早速クリニックにお礼の電話をかけ、手塩にかけて育てた自慢の里芋を送ったとの後日談がある。

ところで、この「熟睡」というのは培養上清がもたらす典型的な産物のようで、睡眠導入剤に頼っていた患者たちがいつの間にか薬剤に頼らなくなったという、喜びの声が多数届いているそうだ。何より、数十年にわたり強い米国製の睡眠薬が手放せなかったクリニックの創業者自身が、上清液の継続的な投与から二～三ヵ月後に完全に睡眠薬から離脱することができ、毎晩、深く質の良い睡眠を得た喜びに浸っており、「まるで赤ちゃんに戻ったような気分です。老化し淀んでいた細胞が生き返ったのを実感しています。このような快眠を得ることができただけでも培養上清の価値は絶大で、広く世に広めたいと決意しました」と、私に話してくれた。

質の良い睡眠は、翌日のパフォーマンスの向上に直結し、朝から頭はフル回転で終日活動的に過ごすことができることは言うまでもない。ただし、注意しなければならないのは食欲も亢進《こうしん》し、ついつい食べ過ぎてしまう方がいる点だ

ろうか（笑）

認知症予防及び治療の強力な切り札

本格的な長寿高齢化社会の到来に伴い、これまで以上に認知症が深刻な社会問題となっていることは、論を俟《ま》たないところであろう。

二〇二〇年の六五歳以上の高齢者の認知症有病率は一六・七%、約六〇二万人となっており六人に一人の割合であるが、二〇二五年には実に五人に一人が認知症を発病すると推計されている。

このように、いわば国民病とも言える認知症だが、その約五〇%以上を占めるのが、皆さんもご存じの「アルツハイマー型認知症」である。その原因は、「アミロイドベータたんぱく」や「タウたんぱく」という異常なたんぱく質が脳内に蓄積されることで神経細胞が壊死してしまい、脳が委縮することにある。

最初は記憶を担っている海馬《かいば》という部分から委縮が始まり、徐々に脳全体に広がって記憶障害や判断力の低下に伴い日常生活に支障をきたし、徘徊や被害妄想に至る恐ろしい病気であるが、現時点で有効な治療法が見出されていない。

この深刻な現代病に対し、名古屋大学の上田実名誉教授の研究によれば、乳歯歯髄由来幹細胞培養上清に絶大な効果が期待されることは、前章で述べた通りだ。実際、第二章で紹介した通り上田実名誉教授は、二〇二〇年に設立されたユーファクターというベンチャー企業の取締役に就任し、過去十数年にわたって臨床研究を重ねてきた集大成として乳歯歯髄由来幹細胞培養上清を活用したアルツハイマー治療薬を開発し、治験を始めるという。

今年八〇歳を迎えたとは思えないエネルギッシュな実業家のK・Iさん（東京都港区在住）の奥さんは七八歳で、数年前からアルツハイマー型認知症と診断され、このところ急速に症状が悪化していた。今日が何曜日かわからない、前夜に何をどこで食べたか覚えていない、会話が成立しない、など典型的な記憶障害が進行していた。

懸念を強めたK・Iさんが、幹細胞・培養上清治療を行なうクリニックに奥さんを連れて行き、二〜三週間に一度の点滴と毎晩欠かさず自宅で点鼻を敢行し、さらに週二回、朝早くクリニックに奥さんと共に訪れ、スタッフによる本格的な点鼻治療を続けたところ、三ヵ月目あたりから目に見えて成果が出てきたそうだ。元々華やかな美人だったものの、曇りがちだった表情が明るくなり、目に輝きが戻ってきたことに比例して記憶障害が顕著に改善し、明朗活発な受け答えができるようになったそうだ。

その結果、つい先日、通院している大学病院の年に一度の認知症の精密検査において、「一年前と比べてまったく進行していない」というデータを得ることができ、安堵したという。K・Iさんの奥さんの症状がつとに悪化したのは、前回の検査後の二〇二〇年春以降で、今振り返ると夏〜秋頃が最悪期であったとのこと。一方、クリニックでの集中治療を開始したのが同年八月なので、「まったく進行していない」ということは最悪期から明らかに改善していることを示している。

「とにかく、現代の医学では有効な治療法がないですからね。少しでも進行を食い止めるべく、培養上清に大いに期待しています」とK・Iさんは語ってくれた。

ところで、アルツハイマー型認知症に次いで認知症全体の約二〇%を占めるのが、「レビー小体型認知症」と呼ばれる疾患である。こちらはアルツハイマー型よりさらに深刻で、幻視、徘徊、手足の震えに加えてパーキンソン症状や奇声をあげるなど異常行動が目立つようになる。原因は、脳の神経細胞の中に「レビー小体」と呼ばれる異常なたんぱく質の塊が蓄積し、大脳全体に広がるにつれて脳の神経細胞が徐々に死滅して行くというもので、一九九〇年代後半になって広く知られるようになった新しい疾患である。

七九歳になるレビー小体型認知症の父親を抱える東京都大田区在住の舞台女優Y・Sさん（四九歳）は、私が発行する「経済トレンドレポート」の幹細胞再生医療特集を読み、藁《わら》をも掴む思いで私が通うクリニックに駆け込んだ。

父親の病状は深刻で、「あそこに狐《きつね》がいる」「部屋に中国人が大勢いる」「温泉が湧き出てきた」といった幻視をはじめ、手足の震え、歩行困難、徘徊など典型的なレビー小体型認知症の症状を呈していた。一年前に同病と診断されたが、治療法もないまま悪化の一途をたどり、医師の判断により数日後に入院させることになっていた。

クリニックで乳歯歯髄由来幹細胞培養上清の点鼻療法を勧められたＹ・Ｓさんは、早速点鼻用のミニボトルに購入した上清液を入れて、朝晩に加えて徘徊しかけたり、夜中にトイレに行く際や奇矯《ききょう》な言動が見られる都度、父親を追いかけて強制的に鼻にシュッと点鼻して回り、最初の三日間で合計五本（五ミリリットル）ほど使用したという。

そして、入院日を迎えた後も病院の協力を得て引き続き点鼻を続行したところ、入院初日は多少の徘徊が見られたものの、二日目には徘徊は止まって熟睡でき、三日目には幻視も治まり会話が常人同様になってきたそうだ。そのため、当初三ヵ月の予定であったところを、なんと入院九日目にして強制的に退院させられたという。おまけに、医師から「どこも悪くないので、介護ヘルパー向けの認定書を書けない」と言われる始末。嬉しい悲鳴と言えよう。

そして退院後も培養上清の点鼻を続け、今ではすっかり健常者と相違なくなっており、Y・Sさんから「浅井先生のレポートでこのような素晴らしい最新治療を知らなかったら、今頃、途方に暮れていました。母も一緒に点鼻をしており、大変調子が良いようです」と感謝されている次第だ。

このように、家族を巻き込んだ生き地獄を味わうことになる認知症は、高齢社会が本格化する日本にとって大変深刻な国民病となりつつあるが、深刻な脳疾患に苦しむ患者が培養上清に救済された事例は、何も高齢者に限ったわけではない。

これからご紹介するのは、なんと九歳の小児麻痺の子供のケースである。

難病と闘う親子の救世主となった培養上清

神奈川県横浜市のM・N君（九歳）は、母親の深刻な悪阻《つわり》の末に二六週の早産で産まれた。誕生翌日に重度の脳出血を起こし、生後半年間NICUと呼ばれる乳児専門の集中治療室で過ごした。脳性麻痺と診断され、健常な子供と比べて脳の発達が遅れる障碍児《しょうがいじ》であった。両親は、何とか人並みに育て上げたい一心で、脳に電気を通す針治療や脳波を送るロボットスーツ治療など様々な民間療法を模索していたところ、父親がインターネット上で中国における小児麻痺患者向けの幹細胞治療を偶然に発見した。

その内容とは、北京市にある軍立の武警《ぶけい》病院において、他家（他人）の臍帯由来の幹細胞を腰椎に静脈注射するというもので、ワンサイクル（一回の滞在）につき三日おきに合計四回、各八〇〇〇万個（合計三二〇〇〇万個）の幹細胞が投与される。費用はワンサイクル約一二〇〇万円前後で、旅費や宿泊費を含めると一五〇〇万円を下らない。元高円安が進むにつれ、円貨ベースの負担が増加したという。最初はインド人のコーディネーターが介在していたが、数回目になるとすっかり武警病院の「常連」となり、両親がインターネットを通じて直接予約を入れるようになった。

Ｍ・Ｎ君は、二歳で初めて武警病院における幹細胞治療を受けたのを皮切りに、毎年、春と秋の二回のペースで二〇一九年九月までに合計一二回訪中した。その成果についてだが、毎回、静脈注射した日は必ず発熱するがすぐに回復し、滞在中はものすごく食欲旺盛になったそうだ。そして、治療を終えて帰国すると、たとえば「一人でトイレの用を足すトレーニングが上達した」など具体的な進展が見られたという。

実際に、二歳の頃は同じ小児麻痺の子供たちのグループの中でM・N君は一番発育が遅れていたが、その後の継続的な幹細胞治療の成果により、小学校に上がる七歳になると仲間より知能レベルが優位に立つようになったとのこと。

こうしてM・N君一家では、年二回の北京行きが恒例行事となっていたが、気がかりな点もなくはなかった。実は、中国では幹細胞治療は禁止されており、武警病院も段々と表立って当該治療を公表しなくなり、病院内の治療施設は縮小の一途をたどり最後は町中の民間病院を斡旋され、その病院で同じ幹細胞治療を受けるようになったという。

こうした矢先、二〇二〇年に発生したコロナ禍のために訪中できなくなり、困ったご両親は日本での幹細胞治療を模索するも、どの医療機関でも未成年の幹細胞治療は認められていない。ちょうどその頃に、私が発行するレポートを読んで培養上清を知り、中国での幹細胞治療の代わりに二〇二〇年三月以降、培養上清治療のために定期的にクリニックに通うようになったのである。

クリニックにおける三週間に一度の培養上清点滴に加えて、脳疾患には効果てきめんだとして強く勧められた点鼻を自宅で欠かさず続けたところ、目に見えて知力の向上や生活面における飛躍的改善が見られるようになったという。

まず、様々な事象に興味を示すようになった結果、たとえば従前はまったく見向きもしなかった自宅の防犯カメラに映る人やモノに言及するようになったという。これは、培養上清に含まれる数百種類の成長因子によって脳が活性化したためであろう。またボキャブラリーが増え、「カエルの唄」の輪唱や昼に食べたお弁当を思い出してスケッチするなど、これまで完結できなかった様々な課題がクリアできるようになったのだそうだ。

その上、身体が強く逞《たくま》しくなり、毎年冬になると脚の筋肉が強張り母親がほぐしていたのがその必要がなくなり、以前は手放せなかった歩行器にも頼らなくなったとのこと。さらに驚くべきことに、以前の検査では〇・一しかなかった視力が〇・六まで向上したという。

このように、わずか数ヵ月で目に見える手応えを感じた両親は大変喜び、コロナ禍が収束してももはや中国でのヤミ治療は不必要になったと考えている。M・N君の将来を左右する大事な成長期において、培養上清との出会いは長い目で見て多大な収穫と言えよう。

脳梗塞の後遺症や脳動脈瘤にも劇的な効果

乳歯歯髄由来幹細胞培養上清は、認知症や脳性麻痺に留まらず脳疾患全般に対してもすこぶる良好なパフォーマンスを示している。

長野県諏訪市在住の主婦T・Aさん（六七歳）は、二〇二〇年三月の人間ドックで脳に動脈瘤が発見され、後日に精密検査をすることになった。不安にかられたＴ・Ａさんは、精密検査までの約一ヵ月半、培養上清の点鼻に励んだところ、なんと懸案の動脈瘤が消失していたという。

埼玉県さいたま市の会社員Ｋ・Ｓさん（五四歳）は、一二年前に脳梗塞を発病し要介護五認定の八一歳の母親を家族で介護しているが、Ｋ・Ｓさん自身にも頸動脈プラークが多発し、毎年受診している脳ドックにおいてここ数年間、「高度の動脈硬化」「脳梗塞のリスクが高い状態」と診断されていたのだそうだ。

自分が脳梗塞で倒れて母親の介護ができなくなる事態に危機感を抱いたＫ・Ｓさんは、私のレポートを通じて知った培養上清に一縷《いちる》の望みを賭けることとし、二〇二〇年二月以降、自身はクリニックで月一度の点滴治療、母に対しては二〇二〇年八月以降に自宅で点鼻を開始したところ、親子共に顕著な効果が出現した。

まずＫ・Ｓさん自身は、毎年一回九月に受診する脳ドックにおいて、前年よりプラーク数が一つ減少し（八→七）、前年までは悪化の一途をたどっていたプラークスコアにより判断される進行がほぼ停止したとのこと。

一方、母親の方は呆けたような表情が減り、目付きもしっかりしてきたこと、顔色が明るくなったこと、姿勢が良くなり車椅子で活発に動くようになった上、咳呵《たんか》機能の改善、便秘の解消など多数の改善が見られるようになったのだそうだ。「一二年前に脳梗塞で倒れた時点で、母親にこの培養上清治療を受けさせてあげたかったですね」とK・Sさんは複雑な面持ちで語る。

本格的な高齢化社会を迎える中で、K・Sさん一家のケースは他人事ではすまされず、脳梗塞予備軍の読者においては日々の生活習慣の改善と併せて、培養上清による長期的な予防が大変有用ではなかろうか。

たった一回の培養上清点滴で狭心症発作を撃退

これから紹介する事例を、信じない読者が多いかもしれない。しかし正真正銘、私が詳細に聞いた話なのである。

大阪市の中心部で老舗の建設関係の会社を経営するM・Kさん（六三歳）は、

若い頃から高血圧気味で「オルメサルタン」という降圧剤を処方され服用していたが、それでも月に一～二回くらいの頻度で狭心症《きょうしんしょう》の発作に見舞われていた。そのため五〇歳の頃に心臓カテーテル検査を実施したところ、「冠《かん》れん縮性狭心症」と診断された。狭心症と言うと動脈硬化、すなわちコレステロールの蓄積により動脈内部にプラークが生じることによる血管の狭窄《きょうさく》が一般的だが、四〇～五〇代の若い世代においては、実は動脈硬化よりも冠れん縮に起因する狭心症の方が多いのが実情だ。

この「冠れん縮性狭心症」とは、簡単に言うと冠動脈自体に狭窄はないものの、発作的に血管が異常に収縮することで心臓が虚血《きょけつ》状態となり、胸痛や圧迫感などが生じる疾患で、原因は喫煙、ストレス、過呼吸、多量飲酒などが考えられるが完全には解明できておらず、夜間から早朝に起こりやすいのが特徴だ。

運が悪ければ心筋梗塞に至る「爆弾」を抱えてしまったＭ・Ｋさんは、医師に処方された「ミオコールスプレー」という沈静剤を常に持ち歩き、発作の都度、舌下に散布していたが、これはあくまで対症療法であり根本的な治療とは程遠い。そうしたところ、二〇二〇年五月初め頃より原因は不明ながら毎日のように激しい胸痛発作に見舞われ、五月後半の一六日間で合計一四回、六月一五回、七月一一回、八月一三回と頻発するようになった。そのため、これまでの発作時の緊急対応用のスプレーに加えて、血管拡張をもたらす「ミリステープ」というニトログリセリン製剤を心臓部位の皮膚上に一日中貼付することとなった。

一向に収束を見せない狭心症の断続的発作に困惑していた時、「再生医療セミナー」に出席したM・Kさんは幹細胞培養上清を知り、今回の苦境脱出の突破口になるのではとの期待を抱き、所用で上京した一〇月一三日にクリニックで初回の上清液点滴を施行してもらい、さらに自宅用に点鼻セットを購入した。

そうしたところ、なんと点滴を受けた翌日から嘘のようにピタリと発作が休止し、一〇月一四日から一〇月末日までの一八日間の発作はゼロ、一一月及び一二月はそれぞれわずか一回、明けて二〇二一年一月もゼロという、信じられない経過をたどっているという。

M・Kさんの発作と上清液投与の記録

年月	胸痛発作	点滴	点鼻	症状
2020年 5月	14			5月初め頃より胸痛発作が 毎日のように起こる
2020年 6月	15			
2020年 7月	11			
2020年 8月	13			
2020年 9月	9			
2020年 10月1日～13日	10	10月13日 10ml	幹細胞培養上清液による 治療（点滴・点鼻）を開始	
2020年 10月14日～31日	0		5回	胸痛発作　ほぼなくなる
2020年 11月	1	11月 5日10ml 11月25日10ml	12回	酔い覚め改善（残酒感 軽減） リウマチ的な痛み （左手中・薬指）半減以下に
2020年 12月	1	12月25日 10ml	10回	12月11日～12日 胆石疝痛（せんつう）発作 眠り深く （夜間排尿1.5回→0.5回）
2021年 1月	0	1月20日 10ml	7回	症状の各改善 ほぼ維持

マメなM・Kさんは、自身の発作発生日時、毎日の血圧と脈拍に加えて、月一回ペースの上清液点滴投与と自宅における点鼻実施日を詳細に記録しており、これらのデータを私に見せてくれたが、もはや培養上清投与との相関関係は疑いの余地がないと思われた。

さらにM・Kさん曰く、狭心症の発作がほぼ解消したことに加え、煩わしかった左手の中指・薬指の疼痛が半減した上、深く良質な睡眠を得ることができるようになり、多少深酒しても残酒感（二日酔い）が大幅に軽減したという。

「本当に驚きましたね！　培養上清との出会いは私にとって衝撃でした」「それと、浅井先生が日頃から飲料水の重要性を説いていたので、昨年九月から天然ケイ素水を常飲するようになったのですが、これも培養上清との相乗効果があったのではと思っています」

ステント挿入などの外科手術以外に対症療法しかない狭心症を征服した、培養上清の血管拡張及び血流改善効果は恐るべし、である。

「五年生存率二〇％」悪性リンパ腫からの奇跡の生還を支えた培養上清

宮城県仙台市の元材木商K・Hさんは、二〇二〇年三月頃から鼠径部《そけいぶ》に出現したシコリについて悩んでいた。最初は脂肪の塊くらいに思っていたが、あれよあれよという間に肥大してゴルフボール大の大きさになってしまったのだ。

流石に「これはおかしい」と不安になったK・Hさんは、地元の泌尿器科クリニックでエコー検査を受診したところ、頚（右・左）、鎖骨上窩《じょうか》（右・左）、肺門（右）、すい臓、腸間膜、骨盤（左）、鼠径部（左）と合計七部位・九カ所もの腫瘍が発見され、悪性リンパ腫の疑いありとして生体検査を勧められた。

打ちのめされたK・Hさんは、知人の伝手《つて》で一般的ながん治療を否定する立場でセカンドオピニオン外来を開設している、がん治療の名医である近藤誠医師に相談したところ、「Hさんの五年生存率は二〇％前後」「抗がん剤治療の主軸であり、血液内科の医師らが妄信している抗体薬『リツキサン』は、治療中に急死に至るリスクが高く、初回は避けて二回目以降にしてもらうのが良い」「悪性リンパ腫は絶対に切除してはならない」などの貴重な助言をもらった。

「外科が窓口になると必ず切除したがるから、最初から放射線科で治療すべし」という近藤医師から東北大学病院放射線科に紹介状を書いてもらったK・Hさんは、七月一七日から二日間検査入院して精密検査を受けたところ二週間後に正式に「悪性リンパ腫（ステージ3）」との診断が下され、「R－CHOP療法」と呼ばれる三種類の抗がん剤と抗体薬「リツキサン」、「ステロイド（プレドニゾロン）」を組み合わせた代表的な化学療法が施行されることが決まった。

この治療は、三週間ごとに合計六回がワンサイクルで一回の投与に約五時間半要し、通院治療が可能だが初回は急死する危険があることから入院することとなった。八月一九日に入院し、二二日及び二四日に初回の抗がん剤治療を受けた直後から広く知られている脱毛が始まったが、重篤な副作用はさほど感じなかった。ところが、九月一五日に二回目の治療を受けた直後から立ち眩《くら》み、眩暈《めまい》、吐き気などを催すようになり、階段で倒れ込むこともあった。

こうして抗がん治療と格闘している最中、「再生医療セミナー」を受講したK・Hさんは、現代の医学では解決できない難病克服の可能性がある培養上清に望みを託して点鼻セットを購入し、一〇月下旬以降、欠かさず点鼻を励行《れいこう》した。すると、培養上清を投与した直後には眩暈がかなり解消され、身体が楽になるのを実感したという。点鼻の効果を確信したK・Hさんは、点鼻セットを数回追加オーダーし、翌年まで一日も欠かさず投与を続けた。

そして一二月八日に六回目となる最後の抗がん剤治療が終了したが、悪性リンパ腫の指標となるサイトカイン「インターロイキン2受容体」が、治療開始前の二〇二〇年七月末の二〇七三から、二〇二一年一月にはほぼ標準値の六〇〇台まで逓減《ていげん》し、このことは抗がん治療が奏功したことを如実に示していた。

しかし、一方で強い化学療法による合併症として特に腎機能の低下が顕著になり、最も主要な指標である「クレアチニン」の数値が抗がん剤治療を重ねるにつれて悪化し、正常範囲〇・六五〜一・〇七のところ一時は一・四〜一・五前後まで上昇してしまった。

だが、最終的に二〇二一年二月三日の精密検査及び診察において、悪性リンパ腫は「寛解《かんかい》」と診断され、おまけに悪化していた「クレアチニン」の数値も正常値である〇・九まで下がったことから医師が驚いたという。

K・Hさんは、「生存率二〇％と言われ地獄に落とされましたが、辛《つら》い抗がん剤治療に耐えた甲斐があって、九ヵ所もあった悪性リンパ腫がすべて消滅し、心底嬉しい。また、抗がん剤の副作用で悪化していた腎機能が医師が驚くほど極めて早期に回復したのは、絶対に培養上清の効果と思っています。辛い闘病の最中に培養上清と出会えた私は、本当に運が良かった」と興奮気味に語る。

ところで、一般に悪性腫瘍患者に対しては幹細胞治療は控える医療機関が多いが、その理由は幹細胞ががん細胞に対してどのように作用するかについての臨床が不足しているからだという。

他方で、細胞を含まない培養上清については「がん治療自体にはなり得ないかもしれないが、抗がん剤の副作用で傷んだ臓器を活性化することは期待できる」と私が通うクリニックの医師が語っていたが、K・Hさんのケースはまさしくその好事例と言えるのではないだろうか。少なくとも、培養上清が一般的な抗がん剤治療の妨げにならなかった一つの実例である。

それにしても、生存率二〇％の悪性リンパ腫から生還したＫ・Ｈさん、本当におめでとう。

信念を持って数十年来の天敵・糖尿病を克服中

培養上清の効果は、狭心症や悪性リンパ腫などといった生命の危機に直結する重篤な疾患に限定されるわけではない。

中高年者は少なからず生活習慣病を抱えているものだが、とりわけ糖尿病は日本人の成人の九人に一人、六五歳以上の高齢者においては実に五人に一人が罹患している国民病であり、年々増加の一途をたどっている。そして、その予後は大変深刻であり、放置したり治療が奏功しないと腎不全、網膜症、足の壊《え》疽《そ》などの恐ろしい合併症を併発し寿命を縮めることになることは周知の通りだ。

北海道函館市で年金生活を営むM・Tさん（六七歳）は、三八歳の頃から糖尿病と闘ってきた。過去一～二ヵ月の血糖値平均を示す典型的な指標である「ヘモグロビンA1c（HbA1c）」の数値は、一時九％以上の時期もあり（六・五以上が糖尿病）、二〇〇一年頃からインスリンの投与を続けているが、いまだに七・五～七・八％あたりを行ったりきたりで食後血糖値も軽く二〇〇台なかばに達するなど、治療の成果は決してかんばしくない。また、糖尿病や前立腺肥大に起因するEDや、最近では認知症気味であることにも危機感を募らせていた。

そうした折、「再生医療セミナー」を受講したM・Tさんは、「コレだ！」とひらめくものがあり、早速飛行機を手配し東京のクリニックを訪れたのである。

以降、コロナ禍にも臆することなく定期的に上京してクリニックにおける点滴治療を続行し、さらにED治療として左右の海綿体への局所注射も施行してもらうようになった。加えて、二日に一本のペースで自宅での点鼻に励んだところ、ご本人のたゆまぬ努力もあって驚くべき成果があがってきていると聞く。

まず、数十年来の天敵である糖尿病であるが、点鼻療法との相乗効果を狙って心を入れ替えて緩みがちだった生活習慣を改め、食事や運動療法に真面目に取り組んだところ、最近は食後血糖値が一四〇～一七〇前後で安定し、食後に点鼻をして三〇分歩くと翌朝はなんと六五～八〇まで下がっているという。「ＨｂＡ１ｃ」の数値も六％台前半まで急激に低下しており、長年にわたってＭ・Ｔさんを診てきた主治医が驚き、インスリンの投与分量を二単位下げたという。「インスリンが分泌されるようになってきたと実感しています！」とＭ・Ｔさんは喜びを隠せない。

そして、Ｍ・Ｔさんをはじめとする糖尿病患者らに対する培養上清の成果に確信を抱いたクリニックでは、この国民病をターゲットとすべく新たに二型糖尿病に対する幹細胞治療に係る厚生労働省の第二種再生医療等提供計画番号を取得し、本格的に糖尿病外来を開設することとなった。

嬉しい成果は糖尿病だけに留まらない。物忘れが加速していた頭脳がクリアになった上、クリニックにおける点滴と海綿体への局所治療後、「実に二五年ぶりに射精したのです！」と興奮して報告してくれた。ちなみに、海綿体への培養上清の局所注射は科学的エビデンスに裏付けられているとのことで、他にも施行している医院がいくつかあるらしい。

平時は節制を心がけているものの、たまに無性に甘いものが食べたくなり、大好物の特大サイズのアイスクリームを一人で平らげてしまうM・Tさんだが、「そんな時は反省して、また気を取り直して点鼻と運動に励んでいます」とのことだ。

M・Tさんの糖尿病との闘いは今後も続くだろうが、上清液という頼もしい助っ人を得たことは心強いであろう。さらに、密かにEDに悩む多くの男性読者にとっても朗報ではないだろうか。

一方、神奈川県で複数の遊戯施設やスポーツジムを経営する実業家のS・Tさんは、長年のアルコール摂取の影響か、肝臓の健常性を示す典型的な指標であるγ－GTPが正常値（〇～七〇）から大きく逸脱し、常時三〇〇付近を推移していたが、仕事の付き合いもあって酒量を減らすことが困難だった。

私の主催する会で培養上清を知ったＳ・Ｔさんは、即座にひらめくものがあり、会から帰宅するタクシーの中でクリニックに電話し、すぐに予約を取り付けた。その後、二〜三週間に一度の頻度で欠かさず点滴を続けたところ、二〇二一年の健診では、なんとγ－ＧＴＰの数値が七〇台まで低下しているという。

「実は二〇二〇年の夏頃、ごく初期の前立腺がんの疑いありとして生体検査を受けた時期があり、その当時は一時断酒していたのですが、肝臓の数値はほとんど下がりませんでしたね。ところが数ヵ月間にわたって培養上清点滴を継続した結果、あれほどしぶとかったγ－ＧＴＰがほぼ正常値まで低下したんです。一度の検査では信頼性が乏しいと考え、日をおいて再検査しましたがやはり正常値でした。これは絶対に培養上清の効果でしょうね」とはＳ・Ｔさんの弁だ。

数十年来の慢性疼痛（腰、ひざ）が嘘のように軽減

培養上清は、内臓系の疾患のみならず関節痛をはじめとする「痛み」に対し

ても威力を発揮する。

東京都足立区在住の開業医T・Hさん（六六歳）は、大柄で丈夫そうな体つきに似合わず、若い頃から多くの疾患に悩まされてきた。

まず、三〇年来の腰痛。中腰の姿勢で患者への施術中に痛め、椎間板ヘルニアになり約一週間入院し、整形外科治療や薬物を処方されたものの完治しなかった。毎年冬になると症状が悪化し、痛くて歩けないほどだという。湿布、座薬、抗炎症の薬剤などいずれも対症療法に過ぎずほとんど効果が見られない。

さらに、二〇年前にスキー中に捻じって左ひざ内側の靭帯を痛め、こちらも改善の気配がない。また、幼少時より重度の花粉症に悩まされており、毎年スギ・ヒノキの花粉が舞う二月頃になるとクシャミ・鼻水が止まらず辛くてたまらない。

その上、二〇一八年一一月に受診した脳ドックにおいて、動脈瘤が一つ発見された。医師からは「三ミリ以下なので、三年以内に破裂する可能性は〇・二％以下」と説明を受けたが不安を隠せない。動脈からステントやワイヤーを入れて外科的処置をする選択肢もあるが、相応にリスクがあるのでできれば避けたい……。

こうした葛藤の中で、何か良い治療法はないか模索した結果、自分自身の細胞を活性化させ血管壁を強化する可能性に期待し、幹細胞治療及び培養上清治療に行きついた。

そこで、手始めにクリニックから点鼻セットを取り寄せて試してみたところ、これまで不眠気味で「マイスリー五ミリグラム」に頼って入眠していたのに、入眠剤なしで六時間熟睡できるようになったそうだ。また、嘘のように身体が軽くなり、これまで腰痛やひざ痛のため億劫で仕方なかった駅の階段を、二段飛びで軽々と駆けあがるようになったというのである。

わずか数本の点鼻でこうした変化が発現したことに驚いたT・Hさんは、培養上清の底知れぬ威力に魅入られ本格的に治療に専心することとし、点鼻に加えてクリニックでの三週間に一度の点滴治療とひざ及び腰部への局所投与治療をスタートさせた。局所投与とは、医師の手技により患部に上清液を直接注射することで、T・Hさんの場合には腰椎の四番と五番の間に二ミリリットル、左ひざに一ミリリットルをそれぞれ注入してもらっているのだそうだ。

その結果、二回目くらいからひざの痛みが約七割方解消し、三〇年来の悩みだった腰痛もかなり軽減し、鼻水の分量が激減するなど慢性の鼻炎も大きく改善しているという。

培養上清の効果にすっかり満足したT・Hさんは、二〇二〇年一二月、今度は自身の脂肪から幹細胞を培養の上で投与する幹細胞培養治療にもチャレンジした。投与後の体感としては、これまで血の気が乏しかった爪の色が健康的に赤味を帯び、冷え性だった身体がポカポカと温かくなり、毎年年末年始には過食のため三キロほど体重が増加するところ、今年はまったく増加しなかったという。「培養上清と出会ったことで様々な疾患が大きく改善し、総合的にとても満足しています。現在の目標は、六月の脳ドック。動脈瘤が消失、または縮小していることを切に願っています」とT・Hさんは抱負を語る。

皮膚炎に、毛髪に、美容に……万能な培養上清

前記の通り、培養上清は認知症をはじめとする深刻な脳疾患や狭心症など生命の危機に関わる重篤《じゅうとく》疾患、糖尿病や肝機能障害をはじめとする慢性の生活習慣病、ひざ関節痛をはじめとする慢性疼痛など幅広く効果を発揮するが、皮膚や毛髪、美容分野においても優れたパフォーマンスを発揮するケースがある。

東京都千代田区でご主人と共に保険代理店を営むY・Mさん（五八歳）は、一年ほど前から両手の指先の重度のあかぎれ（裂傷）に悩んでいた。皮膚科を受診したところ、「保湿を入念に」として軟膏や保湿クリームを処方されるのみで一向に改善しない。あまりの痛さに、両手の一〇本の指先すべてに絆創膏《ばんそうこう》を巻いていたほどである。

二〇二〇年の年末、培養上清を知ったY・Mさんはご主人と共にクリニックを訪れ、初回の点滴治療を受けた。すると、これまで一向に治らなかった裂傷

が、まるで何事もなかったようにつるりときれいになってしまったというのである。

「ご自宅で擦《す》りこんでみて下さい」と勧められ、クリニックから持ち帰った培養上清を指先に擦りこむと、裂傷は再発することなく滑らかな指先を維持している。「浅井先生、見て下さい！　本当に驚きですね」と指を広げてにっこりと笑うY・Mさんに接し、私は悩みの種だった以前の指先を知っているので大変嬉しい気持ちになったものである。

東京都千代田区在住の実業家H・Mさん（六五歳）は、幼少時よりずっと重度のアトピー性皮膚炎に苦しんできた。アトピー性皮膚炎というと、成長と共に寛解することが多いが、中には成人しても生涯根治しないケースも少なくない。夜は痒《かゆ》くて眠れず、掻《か》きむしった四肢はごわごわと固くなって象のように苔癬《たいせん》化し、恥ずかしくて大学を中退してしまったくらいである。

典型的なアレルギー疾患であるが、原因は特定困難で食べ物、ダニ、汗、乾燥などの複合要因であることが多く、ステロイド剤をはじめとする対症療法しかないのが現状だ。

そんな中、「経済トレンドレポート」の再生医療特集で幹細胞及び培養上清を知ったＨ・Ｍさんは、クリニックを訪れ半信半疑ながら早速、培養上清治療にトライした。そうしたところ、三、四回目の点滴投与あたりから劇的に改善し、毎年悪化する冬場の乾燥期においても痒くて眠れない日がほとんどなくなり、うっかり内服薬を飲み忘れるくらい症状が緩和されてきたという。

すっかり気を良くしたＨ・Ｍさんは、今度は自身の脂肪を採取して幹細胞を二億個まで培養し静脈に投与する、幹細胞治療を受けた。すると、あれほど苦しんできたアトピー性皮膚炎の症状がほぼ解消し、主治医から不思議がられた上、加齢による弛みでブルドッグのようだった頬や顎がぐっと引き締まり、見違えるほどシャープになったのだそうだ。「知人からは、五～六歳は若返ったと言われます。何をしたのか聞かれるので教えると、皆さん不思議そうな顔をしますね（笑）」とのことだ。

確かに、幹細胞治療及び培養上清治療は、アレルギーや免疫疾患に対しても大変有意に働くことが実験を通じて証明されている。

ところで、幸い私は白髪もなく豊かな黒髪に恵まれているが、これは私の年齢にしては極めてレアなケースであり、男女を問わず人知れず薄毛に悩んでいる読者は多いだろう。

私が通うクリニックの幹部であるT・Tさん（五四歳）は、若い頃から毛髪がやや薄いことに危機感を抱いていた。クリニックに通ってくる少なからぬ患者が、自分と同じように薄毛に悩んでいる事実を知ったT・Tさんは、著名な育毛剤「リアップX５」の治験に参加した皮膚科の院長の監修のもと、市販の育毛剤にクリニックが特注して作製してもらっている自慢の乳歯歯髄由来幹細胞培養上清の原液を贅沢に配合した「ＡＧＡスペシャル培養上清液」として患者らに配布するようになった。

すると、後頭部の薄毛に悩む女性患者のM・Oさん（七三歳）から「最近、髪の毛がふっくらしてきた」とのコメントをもらい、同じく女性患者のS・Nさん（五三歳）からは、使い始めて二週間しか経過していないにも関わらず

「髪の毛一本一本にハリが出て太くなってきた。すごく良いですね」と褒められるようになったのだそうだ。

何よりＴ・Ｔさん自身も、長年通っている美容室の担当美容師から、「明らかに毛量が増えており、髪の毛が太くなっていますよ。白髪も減っていますが、何かしたんですか？」といぶかしがられたという。すっかり気を良くしたＴ・Ｔさんは、男性客に対しても「ＡＧＡスペシャル培養上清液」を積極的に勧めており、更なる改良を重ねる予定とのことである。

ところで、私は男性なので未体験だが、クリニックには「プラズマ技術」を応用した機器で培養上清を希釈せずに顔に導入する施術メニューがあるらしい。私の会社の女性陣がトライしたところ、肌がモチモチして透明感が出るとなかなか好評で、クリニックに通う女性患者の多くは毎回点滴と併せて必ずこの美顔コースを受けているらしい。

巷では「幹細胞コスメ」なるワードが広く知れわたるようになっており、培養上清を混入したクリームや美容液が飛ぶように売れているようだが、由来が不明な上、配合割合は数％以下のものが多いと聞く。したがって、十把一絡《じっぱひとから》げに培養上清といっても、それらの品質や配合割合についても留意したいところである。

以上、私のもとに寄せられた培養上清治療を体験した患者さん達の「リアルな体験談」の一端をご紹介させていただいた。知れば知るほど、培養上清は実に奥が深い。静脈内に投与された培養上清は、自発的に炎症や疾患部位を見付け出し強力に体内の幹細胞を患部に遊走させる、いわば細胞再生の道先案内人なのだ。

ただ、体内のどこにどう効くのか、ある意味「出たとこ勝負」的な面も強い。だから、本章でご紹介したような奇跡的治癒も起こるが、同じ症状の方に絶対的効果・効能を保証できるという話でもない。そこがまた生命の神秘であり、興味深いところでもある。

「疾患や老化は、薬剤に頼らず自分自身の細胞の蘇生《そせい》で治す」――これがまさに幹細胞治療及び培養上清治療の真骨頂と言えよう。

読者の皆さんも、今からでも決して遅くはないので、この最先端の再生治療をぜひとも気軽に体験していただきたいものである。

第五章　健康維持のための壮大な実験!?

ガンを殺すにゃメスはいらん、きれいな血液流せばよい。

（三井と女子・民間温熱療法の創始者）

この世で唯一、頼りにできるものとは?

仏教では、人間の一生をわずか四文字で表わしている。

それこそ「生老病死」。「しょうろうびょうし」と読む。

すべての人間はまず生まれて、老いて、病気になって、そして最後は必ず死ぬ。人生というものを、これほど簡潔にそして厳粛に表現した言葉もないだろう。そしてこの四文字ほど残酷なものもない。「生」以外は私たちが最も忌み嫌う事柄だからだ。老いる、病をえる、死ぬ……悲しくて、辛いことばかりだ。

しかし、それこそ人生そのものなのだ。私たちは普段、そのことから目をそらしているが生物としてのホモ・サピエンスの性《さが》なのだ。

さらに追い討ちをかけよう。あの平家物語の冒頭を引用して、この世の本質をも再確認してみたい。

祇園精舎《ぎおんしょうじゃ》の鐘の声、

諸行無常の響きあり、
沙羅双樹《しゃらそうじゅ》の花の色、
盛者《じょうしゃ》必衰の理《ことわり》をあらはす。
おごれる人も久しからず、
ただ春の夜の夢のごとし。
たけき者も遂にはほろびぬ、
ひとへに風の前の塵《ちり》に同じ。

なんと恐ろしい言葉だろうか。人生そのものも、そしてどんな権力、権勢も最後はどこかへ消えてなくなる、はかないものだということだ。

しかし、この世の中で唯一、頼りにできるものがある。それこそ、「自分の信念」と「健康」だ。そして「健全な肉体に健全な精神が宿る」の言葉通り、最後の最後はあなたの健康がすべてを左右するということだ。あなたの体こそ、この宇宙に一つしかないものであり、そして唯一、あなた自身がコントロールできる代物《しろもの》なのだ。

「そんな当たり前のことを言うな」とお叱りの声が聞こえてくるかもしれない。だが、あなたは健康を守るためにどれほどの手間とコストをかけているだろうか。今、あらためてそのことを真剣に考えてほしい。失って初めてそのかけがえのなさに気付くもの――それこそ、「命と健康」なのだ。東日本大震災とコロナ禍は、そのことを私たちに痛いほど知らしめた。

健康観はあなたの生きざまとなって表れる

さて、私は世間的な肩書としては経済ジャーナリストであるが、本書では専門領域である経済の話ではなく、「命と健康」という命題と真剣に向き合っている。一見、まったくの畑違いの話に思われるかもしれないが、実は私にとっての「経済」と「健康」はまったく別の話ではない。それぞれが自分の生き方、自分の使命の一つであり、自分の中ではいずれの命題も重要な関係があるという認識なのだ。

どういうことか？　私は自分の生き方、目指すものを明確に規定している。それは自分が人生をかけて取り組むべき「ミッション」と言い換えてもよい。

そのまず一つ目、これは経済ジャーナリストとしての現在の活動そのもので、「経済という複雑・難解で時に人々に危機をもたらすものについて、過去の事例を基に将来（と言っても一〇〇年先などではなく一～二〇年ぐらいのスパンで）この日本で何が起きるのか予測し、多くの人にわかりやすく提示し、警告する」というものだ。

二つ目は、まだ実現にまで至っておらず、これから取り組むべきものだ。すでに経済ジャーナリストとして警鐘を鳴らし続けている通り、現在の日本は問題が山積している。少子高齢化に加え財政赤字の問題も大きく、近い将来にかなり厳しい状況に陥るとみている。その日本をどう改善し、少しでも良い方向に持って行くか、というのがその命題だ。これにあえて肩書を付けるとすれば「戦略家」というべきものだが、私はそういう側面を持ち、世に提言、発信して行くことを通じて、社会に貢献して行くことを自分の使命と定めている。

そして三つ目は、この二つの「ミッション」を果たすために自分自身に課しているルールだ。それは、「人々により多くの影響を与えられるよう、自分の寿命をなるべく長く保ち、体力と知力を維持するために、人間が文明として持っているあらゆるノウハウや知識を調べ、最良のものを見付けて自分に施《ほどこ》す」ということだ。これはある意味では、先述した二つの命題にも勝る最重要命題という位置付けだ。

私は、自分の健康を命がけで守ろうと考えている。まさに真剣に、普通の人がやろうとしない、できない、あるいはなぜそこまでと思うようなことにも取り組んでいる。

一例を挙げよう。私が熱心にほぼ毎日やっている健康法に、「温熱療法」というものがある。しゃもじ大の小さなコテのような形をした温熱器を体に当て、遠赤外線を体内に入れるというもので、「温熱師」と言われる民間療法の療養師がこれを用い、その人の体の良いところ、悪いところを見付けながら体を改善して行くというものだ。

私は、あるきっかけでこの温熱療法と出会ったのだが、その時の体験はまさに衝撃的というべきもので、以来、私にとってこれは非常に有効だと考えるようになった。私が温熱に出会ったきっかけについては後述するが、それ以降かれこれ二〇年以上、毎日欠かさずこれを受けている。最近では、多忙にも関わらず一日に二時間、しかも多い時は療養師四人（温熱師三人とマッサージ師一人）がかりで施術をしてもらっている。日本でもトップレベルの技量を持つマッサージ師を千葉の館山からわざわざ呼び寄せ、三人の温熱師も一人は頭や首、一人は足、もう一人は腹部といった具合で全身徹底的にやってもらうのだ。

こう言っては何だが、その費用もかなりのもので、一日大体八万円くらいはかかっている。「四人がかり」の施術は毎日ではなく、週に一回はお休みするが、それでも大体月に二五日はやっている計算となる。すると、ざっと月二〇〇万円はこの療法に費やしている計算となる。どんな健康マニアでも、普通ならこんな風にお金を使わないだろう。

読者の皆さんは、なぜそんなにも健康維持にこだわるのかと疑問に思われるかもしれない。しかし、これは私にとっては重大な投資であり、私の「ミッション」のための基盤づくりであって、手抜きすることなく真剣に取り組むべきものなのだ。

最終的に天下を取り、江戸幕府を開いた徳川家康は、稀代の戦略家として知られているが、彼はまた「健康オタク」という側面もあった。自身で薬研《やげん》を操《あやつ》って生薬を調合して飲んだり、冷たいものを口にせず、旬のものを食べ、粗食に努めた。どんなに優れた将であっても、短命であればその志を果たすことは叶《かな》わない。なるべく元気で長く生き、自分の考え方ややり方が後世にしっかり受け継がれるまでやり抜くことが成功のカギである。それを、家康はよく知っていた。彼は、単に命が惜しいということでなく、自分の使命のために「健康長寿」を戦略的に位置付けていたのだ。

私は専門家や医者ではないが、そうした人たちとは違う角度で自身の体で実践しながら自分に最も合った健康法を見付け、確立するということを行なっている。それをあえて肩書にするとすれば、健康に関する「研究者」、あるいは

「修行僧」と言ってもよいだろう。

「健康オタク浅井隆」誕生のきっかけ

これほどまでに健康に執着する考えに至ったきっかけには、第一章でも少し触れたが私の身近な人たちが健康を失って行く過程をつぶさに見たことが大きく影響している。

ある出来事をお話ししよう。かつて私の設立した会社・株式会社第二海援隊の総務部長をしていたO氏のことである。私より年配で、設立当時より会社を支えてくれた功労者である。とにかく丈夫で病気知らず、という人だった。O氏自身も、「自分は体が強い」と常々いつも自慢話のように言っていた。

ところが、五〇代の終わり頃に退職し、別の人と仕事を始めてからほどなくして、がんになったのだ。まだまだ若かったことも病気の進行に拍車をかけたのだろう。あっという間に末期となり、抗がん剤を大量に打って闘病していたが、ほとんど動けない体になってしまった。

会社に大きく貢献していただいた恩義もあり、私の会社で面倒を見ようと声をかけ、会社に復帰してもらった。もちろん、病気が重いためあまり仕事ができるわけではなかったが、それでもよいと考えていた。

ある時、私がたまたま会社から駅まで歩いていると、道すがらO氏とバッタリ出会った。ニットの帽子を目深にかぶっており、抗がん剤の副作用で毛髪がすべて抜けたのだろうと推察できた。そこで二〜三分ほど立ち話をしたのだが、私はその時のことを一生忘れることができない。

彼は、真剣なまなざしで私を見ながら、「いやぁ社長、こんな状態になってやっとわかりました。私は、カン違いしてました。自分は体が強いと思い込んで、何にも健康についてやってきませんでした。それがこのざまです。浅井社長がなぜあんなに温熱を受け、サプリをたくさん飲んで、水にまで気を使うのか。こんなに体がボロボロになって、ひどい目に遭って初めてわかりました」

——涙をポロポロと流しながらそう話したのだ。私はどう言葉をかけてよいか思いあぐね、O氏の手を握って「頑張ってよ！　応援してるから‼」と励まし、その場をあとにした。

多忙を極めていたこともあり、その後O氏と会うこともなかったのだが、ほどなくしてO氏は無菌室に入らざるを得なくなるほどに悪化し、そしてそれから時を置かずに亡くなってしまった。残念ながら、あの時交わした会話がO氏との最後の言葉となってしまったのだ。私はあの時、あれほど丈夫だったO氏が、真剣にあんな言葉を発するほど健康の貴重さを身に染みていたことに思いを致した。そして、代わりにと言っては何だが、せめて私は長生きをしようと心に誓ったのだ。

この出来事は、私の健康に対する認識に改めて大きな影響を与えた。しかしながら、私が健康に対して執着するようになった出来事はこれだけではない。振り返ってみれば、私が今までに経験した様々な出来事が私の健康観を形作っていると実感する。やはり、その人の健康に対する認識、あるいは行動は、その人の人生観や人生経験によって変わってくるものだろうと思う。

私は、本書の最後にあたるこの章で幹細胞や培養上清やサプリの話ではなく、皆さんに私がこのような「健康観」を持つに至った背景について、私の過去も振り返りながらお伝えしたい。そして、皆さんにも同じように自分を顧みることで、健康に対する思いを新たにしていただきたいと思っている。

私のやっていることすべてが参考になるとか、あるいは何でも真似できるという話ではないとは思うが、あなたがこれから自分の健康のために何をすべきなのか、そしてその指針となるべき健康に対する考え方、「健康観」を顧みる上で、何かしら参考になれば幸いだ。

私の進路を決めた一冊の本との出会いと母の死

私は、まだ戦争の爪痕《つめあと》がそこかしこに残る昭和二九年の一二月に、東京・新宿の国鉄病院（現在はＪＲ病院）で生まれた。物心が付いた三歳くらいの時には、千葉の市川から柏《かしわ》に移った。正確には、千代田線の南柏の駅からバスで一

○分ほどにある「光ヶ丘団地」というところに引っ越した。「光が丘団地」と言えば東京・練馬にも巨大な団地群があるがそれとは同名の別団地で、いわゆる初期の大規模公団住宅の一つだ。

そこで小学校三年までおおよそ五、六年過ごしたのだが、当時の柏は今と違って「ど田舎」で、私が引っ越した頃は公団住宅の周りがすべて雑木林という有様だった。林の中には細い道が通っていて、父と歩いている時などたまに〝マムシ〟が出てきて、それを父がタバコの火で追い払ったりもしていた。三、四〇〇メートルほどその道を進むと雑木林から抜けて、田んぼや畑が一面に広がるという世界だ。遠くの方に農家がぽつぽつとあり、公団さえなければ戦前から続くのどかな風景そのものだ。まさに映画「となりのトトロ」の、あの世界である。

そんな田舎なものだから、その当時の私は一切、勉強をしなかった。周りの子供たちと一日中近所を駆け回って遊び歩いた。ガキ大将ではなかったが、悪ガキで方々でいたずらをしていたため、しょっちゅう先生に怒られ、授業を聞くよりも両手にバケツを持たされて廊下に立っている方が長かったぐらいだ。たぶん、教科書など一度も開かなかったと思う。

そんな私に転機が訪れる。小学三年の三学期に、東京の国鉄官舎に引っ越すことになったのだ。あとでわかったことだが、公団住宅というのは当時最先端のモダンな生活様式であり、それなりにコストがかかるものだったのだ。父の給料では住み続けるのが難しかったのだろう。そこで、家賃も格安であった東京・板橋の官舎に移り住むことにしたというわけだ。

最寄り駅は赤羽線（現在の埼京線）の「十条」である。「十条銀座」という有名な商店街がある街で、いわゆる「都会」（といってもゴチャゴチャした下町）である。引っ越しの日、普段はめったに乗らないタクシーに乗って駅から官舎まで移動したのだが、その時の車窓の景色はいまだにはっきり思い出せる。

極端な比喩ではなく、すべてが「灰色」の景色だったのだ。東京の下町で当時は公害もひどかったのだろう、柏のまばゆい「緑」あふれる世界とは正反対の、くすんだグレーの世界である。近所には石神井川が流れていたが、もちろんそこも汚染されており汚い川だった。ただ、やはり子供は順応力が高いものである。私は、自分の健康への影響など大して気にもせず、そんな環境に馴染んでだんだんと「都会っ子」になって行った。

そんな都会に慣れ切った私に、転機が訪れる。高校二年の時に、ある一つの「志」を立てるに至った大きな出来事だ。当時、私は早稲田大学高等学院に通っていて、漠然と理工系を目指していた。というのも、学内試験をきちんとパスし、よほど成績が悪くなければ大半の学生が早稲田大学理工学部に進学できたからだ。父が国鉄の技術者で理工系というのも影響していたと思う。

しかし私は、結局その「志」のために、足元に敷かれていた「順当な道」を自ら蹴って別の道を目指すという決断をしたのだ。

私が高校生の頃には、公害が深刻な社会問題となっていた。関連する書籍も数多く出版されていた。私はたまたま立ち寄った本屋で、そうした環境問題関連の本を手にしたのだが、これにすさまじい衝撃を受けて人生観がまったく変わってしまったのだ。多くの人々が著しく健康を損ない、苦痛と絶望に苛《さいな》まれながら次々と亡くなって行く。残された家族のやり場のない怒りと悲しみ、そして「明日はわが身か」と恐怖するさまは、想像するだけでも身が震える、まさに「この世の地獄」というべきものである。経済活動という営みの中で、いかに健康を守るか、ということに痛切に思いを致した瞬間でもあった。

「もし、自分がこのまま理工系に進み、そしてどこかの企業に入ったら、自分も公害を垂れ流す側に回ってしまう。それではいけない。だったら自分は、公害を野放しにする日本を変える側になろう。そのために、同じ早稲田大学でも政経（政治経済学部）の、しかも政治学科に入って将来は政治家になり環境問題を解決しよう！」。そう心に決めたのだ。

いたって単純な、子供じみた理想を追い求めるような考えではあったが、そんな純粋な思いを抱いて私は行動を起こした。おそらく、父親に普通に「進路を変えたい」と言っても反対されると思った私は、親に黙って理工学部に進学できる試験を受けず、わざと入学資格を失った上で初めて父に進路のことを打ち明けたのだ。

ただ、そのことで父親には大変かわいそうなことをしてしまった。父は国鉄で信号などの通信関係の仕事をしており、息子を早稲田の理工に入れてゆくゆくは技術者としての道を歩いてほしいと考えていたのだろう。打ち明けた時の、父親の悲しそうな顔と言ったらなかった。あれは一生、忘れられないものだった。そのこともあって、大人になってからは懸命に親孝行に励んでいる。

いよいよ早稲田の政経を目指して進んで行ったわけだが、いくら早稲田の附属高校にいると言っても、分野違いの政経に入るには他の一般受験生とほとんど変わらない、非常に厳しい試験が待ち受けていた。私立文系の最難関校とも評されるだけあり、もはや東大に入るのとさして変わらないほどの狭き門である。しかし私は、持ち前の負けん気でしゃかりきに猛勉強し、何とか入学することができた。

志望する学部に入学できた喜びもつかの間、ほどなくして一生に一度の悲しい出来事が起きる。早稲田大学は七月に前期試験があるのだが、その試験中のことだった。教室のドアが開き、「関君、ちょっときて下さい。家で大変なことがあったらしい（注：浅井はペンネームで、私の本名は関である）」と声をかけられたのだ。学務課に電話がかかっており、それに出たら弟に泣きながら「お母さんが死んじゃった」と告げられたのだ。

試験を放り投げ、そのまま電車に乗って家に帰ったわけだが、母は急死だった。不思議に思って後でいろいろと調べてみると、どうも母は体が弱いわけではないものの、それほど強いというものでもなかったことがわかった。ただ、それとは別に、何しろ医者好きの病院好き、薬好きという人だった。今でも母のように医者好きの薬好きという人はいるのではないかと思うが、想像するに母は方々からもらっていた薬のせいで体を壊し、死んだのではないかと思う。

それ以来、母方のルーツを調べてみると、なるほどと合点が行くことがいくつもわかってきた。まず母の母（私の祖母）は、「日本三大銀山」にも名前が登る福島の半田銀山のオーナーの一人で、薩摩出身の実業家・五代友厚の子孫とも一緒に仕事をしていた大資産家の娘だったという。ただ、母の父（私の祖父）が平民であったため周囲の反対もあり、二人で駆け落ち同然で東京に出てきたという。その母の母（私の祖母）を調べてみると、どうもリウマチで早くに亡くなっていたのだ。また、母の兄（私のおじ）は千葉の市川に住んでいたのだが、五〇代にくも膜下出血で倒れた。その当時、私は大阪の毎日新聞に勤めていたが、入院していた東大病院に駆け付けた時にはすでに脳を切開されていて、それから一週間で亡くなってしまった。

このように、母方の家系はリウマチやくも膜下出血など、短命の傾向がはっきり出ているのだ。対する父方は長命で、父の母（私の祖母）は一〇〇歳近くまでほぼボケずに元気に生きたし、父も認知症は患っているが九五歳でまだ元気に過ごしている。

このことから、母方の遺伝子を受け継ぐ自分にも短命の要素があることに気付いたのだ。私は子供の頃から体は強い方ではなかったため、よく風邪をひいた。時々、不整脈のような症状も出ていた。そうした先天的な要因もあり、長生きできないのではないかという漠然とした不安も持っていた。そこにきて公害問題への関心も加わり、また母方が短命の家系にあるという事実もわかった。

こうした事柄が、私を「健康オタク」へと大きく引き寄せた。

大学で立ち上げた環境問題研究会とおじの死

この頃から、私は健康について一つの哲学のようなものを持つようになった。それは、「人間も自然の一部、だからなるべく自分を自然の状態に戻した方が健康に良い。医薬品などの人工物になるべく頼らず、自然のもので体を元気にし調整するのが良い」というもので、おそらく公害が「人工物」を大量生産する副作用として現れていることと関係が深いのだと考えたのだ。私は、学生の時分からこうした考え方を意識的に自分の生活にとり入れて行った。

大学時代と言えば、周囲の学生は皆、未成年から荒っぽく大酒を飲んでワーワー騒ぐなどというのが日常茶飯事だったが、私はビール一つとっても常温で飲んでいた。最近では、グラスまで凍っているキンキンに冷えたビールを出す店もあるが、あんなのは私に言わせれば論外で体を冷やすのは万病のもとである。「中国人は冷たいものを飲まない」などというが、私は若い頃からそれを地で行っていた。そんな民間伝承などもいろいろとり込んで、健康を維持するために二〇歳の当時から興味を持っていろいろ試していたのだ。

学生生活の話に戻ろう。大学一年の頃には、公害への問題意識が高かったこともあって環境問題の研究会を立ち上げた。「宇宙船地球号を守る会」という名前だ。「宇宙船地球号」とは、当時環境問題を語る時によく使われた言葉だ。地球を一つの宇宙船に見立てれば、資源にせよ環境にせよ限界があり、その地球が汚染されれば他に逃げ場はなく、すべての生き物は死滅せざるを得ないことがわかる。もし、このまま人間が好き勝手に環境を破壊し続ければ、「宇宙船地球号」の乗組員である人間もまた、自分の行動によって破滅を迎えるだろう。そうしたことが世界的に叫ばれ、この言葉が生まれたのだ。

私は、この考え方に共感して会を立ち上げた。だが、やはり血気盛んで問題意識も高い学生たちのこと、互いの主張の折り合いが付かず、やがて人間関係がうまく行かずに分裂し、解散となってしまった。

すっかりショックを受けた私は、大学を辞めようかとまで思い詰めるほどだったが、その時たまたま高田馬場の書店でヨーロッパを無銭旅行した人の本を見付け、自分も人生をやり直そうとヨーロッパ貧乏旅行を決意した。実際に欧州各地を巡ってみると、当時のヨーロッパは日本よりも自然が多く、人々は自然を大切にしていた。こうした文化を目の当たりにして、私はさらに環境に対して、ひいては自分の健康に対しても思いを新たにした。

その後、時代は少し飛ぶが、またしても私の健康観を揺るがす出来事が起きた。毎日新聞に就職し、大阪から東京本社に戻ってきた三三歳ぐらいの頃のことだ。父親の六人兄弟のうち、最も私をかわいがってくれていた一番上の兄（私のおじ）が、がんで亡くなったのである。

そのおじは当時東京・武蔵野市に住んでいたが、ものすごく体の丈夫な人だった。太平洋戦争中は陸軍に所属して満州で過ごし、終戦後は大変な思いをしながら引揚船で帰ってきたという苦労人だ。帰国後は沖電気で仕事に就き、勤めあげた後は悠々自適の海外旅行を楽しんでいた。何しろ元気な人で、病気一つ罹ったことがなかったのだが、それが舌がんに罹ってしまったのだ。

そのおじ夫婦には子供がいなかったこともあって、特におばさんなどは私のことを実の子供のことのようにかわいがってくれた。私の方も、いろいろ面倒見てくれたおじ夫婦にはやはり特別の思いがあり、病気を知った時には大きな衝撃を受けた。おじはその後、舌がんから転移して喉頭がん、最後は肺がんにまでなって、あれよあれよという間に亡くなってしまった。六〇代後半ぐらいだったろうか、今にして思えば早すぎる死だと思う。

おじの生前、たしか寒い一月末だったろうか。私は大塚にあったがんセンターまで見舞いに行ったが、その時はガリガリにやせ細り、度重なる手術で体中切り刻まれていた。「これが、あのおじさんだろうか」と衝撃を受けたのを鮮明に覚えている。面会の最後、喉頭がんで話すこともできなくなったおじが、肉がすっかり落ちて骨と皮だけになった手で私の手を死ぬほどきつく握りしめ、涙をぼろぼろと流した。私はまた見舞いにくることを誓って病院をあとにしたが、まさかそれがその姿を見る最後となるとは思ってもみなかった。

そして、私の妻もがんで亡くなった。私が五二歳の時、妻は五歳上なので五七歳の時だった。乳がん（線がん）から始まり、これが骨に転移して行ったのだ。再発した後はすぐに歩けなくなってしまい、車イスでの生活となった。当時、私は温熱療法を気に入って続けていたが、妻は元々非常に元気な人間だったので、「温熱なんて」とバカにしてほとんどやらなかったのだ。

ところが、がんになってとにかくどんなものにもすがろうと温熱療法を始めた。温熱師を特別に自宅に呼んで、毎日温熱療法を受けさせた。がんも末期になると激烈な痛みを伴いモルヒネ頼みになってくるものなのだが、温熱をやっていたおかげかまったく痛みが出ず、死ぬ三日前くらいからようやくモルヒネを投与したくらいだ。このことには医者もびっくりして「なぜ、こんなにひどいがんで痛みがないのだろう」と不思議がっていた。しかし、他に思い当たる原因はなく、やはり温熱が良かったことは疑いようがない。「余命三ヵ月」と言われていたが、結局一年少し生き延びた。

私は、母方の短命傾向とあまり強くない体をいかに健康に保つかに気を配ってきたが、身近にいる大切な人たちが次々と健康を損ない痛ましい姿になって行くのを見るにつけ、自分の健康維持にさらに決意を新たにして行った。そして、健康に良いとされるものは手当たり次第に試し、自分が良いと実感したものはどんどん取り込んで行くことを自らに課すようになったのである。

私が取り組んでいる健康維持法

そこで、私が今継続的に行なっている健康法について、主だったものをいくつか紹介しよう。私が健康のために生活習慣に取り込んでいるのは、今回新たに「幹細胞」、「培養上清」が加わって五つとなっている。幹細胞と培養上清については前章までで詳しく紹介してきたので、ここではその他の四つの方法について紹介して行こう。

一、レスベラトロール

今から二〇年近く前、私は健康に関する小さな会社を作り、そこで以前から聞いていた「レスベラトロール」のサプリの開発、販売を始めた。

第一章でも詳しく述べたが、レスベラトロールとはポリフェノールの一種で、二〇〇〇年代の初めにアンチエイジング（若返り）の効果が期待できるという研究結果が発表されたものだ。赤ブドウの皮などに豊富に含まれており、現在では世界的に認知され、これを専門に研究する医師や研究者がいるほどにその効果が期待され、注目されているものだ。

がんや心臓病、あるいは認知症といった病気も、すべては老化が根本的な原因とされている。逆に言えば、体を若返らせることができればこうした病気をまとめて退けることができるというわけで、レスベラトロールを使わない手はないわけだ。なお、レスベラトロールには抗がん作用も認められるという研究もあり、その点でも期待は大きい。

私は早速、世界中のありとあらゆるところからレスベラトロール含有のサプリを取り寄せ、片っ端から試して行った。しかし、結果は芳しくなかった。まったく効果を実感できないものや、中には中国産のものなどで農薬が入っていたりと、私が満足できるものは一つもなかったのだ。

そこで私は、その会社でまず自分のためにサプリを作らせ、それが自分で納得行くものなら自信を持って人にも勧められると考え、それを販売しようとした。さすがに自分の健康のためにサプリを開発し、それを売ろうなどという健康法をやっている人はそうそういないと思うが、私はやるからには納得行くまでとことんやらないと気がすまない質《たち》なので、これは非常に良い経験となった。

現在、私が服用しているレスベラトロールは、実は大きく分けて二種類ある。錠剤のものと液体のものだ。両方ともレスベラトロールとしては同じものなのだが、なぜわざわざ二種類も使っているのかというと、レスベラトロール自体はアンチエイジング物質として極めて有用なのだが、体内に吸収されづらいという大きな難点があるためだ。

そこで、吸収率を上げるために考えられたのが「液体レスベラトロール」というものだ。岡山理科大学（当時）の濱田博喜教授が研究、開発した「水溶性レスベラトロール」というものが配合されたドリンク剤タイプのものだが、初めて飲んでびっくりしたのがその即効性だ。たとえば冬の寒い朝に「今日は寝冷えしたかも」というような風邪の初期症状のような時、これを一本（症状が強い時は二本）飲むと、ほとんど悪化せずにケロッと治ってしまうのだ。これは自分の体感としては非常に有用性が高いもので、これも錠剤ともども取り扱うようにした。

幸いなことに、私の一部のファンの方にも良さをお伝えしたところ、錠剤やドリンク剤を試していただき、嬉しい反響を数多くいただくことができた。長年抱えてきた悩みも改善しそうだという方も多勢出てきて、私もわざわざ会社を作ってまでこだわった甲斐があったと思っている。

なお、この会社について言及しておくと、私は代表を退き会社の経営からは一切離れて資本も引き揚げている。健康増進に本当に良いものをお届けしたいという思いで会社を興したものの、会社のオーナーという立場にありながら私が書籍や講演会でサプリなどの話をしてしまうと、それが効果効能を謳う行為とみなされ薬機法に違反してしまう可能性があるためだ。

やはり私は、本当に良いと自分が認めるものは皆さんに広く伝えて行きたいと考えている。そこで、会社の経営や所有権は完全に他の方に譲り、あくまでこの会社が提供するサプリメントの「一ファン」として愛飲するのみという立場になることを選択した。迂遠《うえん》なことではあるが、健康を守るだけでなく法令を遵守しコンプライアンスに配慮することも「自分を守る」という意味では重要なことである。ただ、今のところこの会社の経営方針や商品構成などは大きく変わっておらず、私の納得の行くものを提供してくれている。

二、天然ケイ素入り天然水

人体の約七割は水分からできている。したがって、毎日飲む水をいかに選ぶかは健康維持の要と言えるだろう。私は、水にもこだわっていろいろと探し続けてきたが、今から十数年ほど前に非常に良質の水に巡り合うことができた。

ニュージーランドからたまたま取り寄せた水なのだが、初めはただの「美味しい水」ぐらいの実感しかなかった。

しかし、あとで調べてみたら天然ケイ素が大量に入っていることがわかった。その含有量は、世界でもトップクラスの一つという水である。

ケイ素とは、花こう岩などに多く含まれる物質だ。純粋な結晶は水晶として有名で、実は人間の体にもなくてはならないミネラルの一つだ。肌や髪、爪、血管、細胞壁などに含まれ、肌の弾力を支えるコラーゲンや関節機能を支える軟骨などに重要なヒアルロン酸などを作ったり強化する働きをしている。現代の食生活では十分な量を摂取することが難しいため、近年ではサプリメントも出ている。ただ、食品やサプリでも吸収率が悪いものなどもあるため、期待できる効果はかなりまちまちのようなのだ。

しかし、天然水に含まれているケイ素は吸収率が高く、その分しっかりとした効果が期待しやすいとされる。日本でも火山の地下水脈からケイ素入りの水が汲みだせるが、私が愛飲していたものはケイ素の含有量が非常に多いため、健康維持にも非常に大きな期待が持てるということなのだ。

これもその会社でニュージーランドから輸入しており、私のファンの方や主催する会員制クラブの会員の方も多く飲んでいるが、何人もの方から体の状態が劇的に改善したという嬉しい報告をいただいた。天然ケイ素には、体内にカルシウムを運ぶのを助ける役割があり、骨に良いという報告もあるという。また血管を強くする効果も期待できるそうだ。

すっかりこの水のファンとなってしまった私は、今や水と言えばこの水しか飲まないぐらいだ。家での食事では料理にも使っているし、さらにはお風呂のお湯にもこの水を一本分入れてしまうほどである。

三、温熱療法

温熱療法については、すでに私がどのくらい愛用してきたかは紹介した通りだ。毎日二時間、しかも四人がかりというのはさすがにやり過ぎという感もあるが、その理論は実はがんの治療にも応用され、「温熱治療」として確立しているほどの折り紙付きのものだ。

がん治療においては、「ハイパーサーミア」と呼ばれる。がん組織が正常組織に比べて熱に弱いとされる性質を利用して、特殊な機器を用いて病巣部に熱を加えることで、がん細胞だけを死滅させるという。もちろん、私が普段行なっているものはがんを治療するような大がかりなものではなく、簡易な遠赤外線温熱器で行なう民間療法だ。本格的な医療行為とは異なるわけだが、血行を良くし筋肉をほぐして疲労を回復させ胃腸の働きを活発にするという効能がある。

私がこの温熱療法と出会ったのは、かれこれ二〇年ほど前、出張で沖縄に行った時のことだ。私の熱狂的なファンの一人から懇願され、沖縄で経済の講演会を行なうために訪れたのだが、肝心の登壇前日、突如として高い発熱と倦怠感に襲われたのだ。インフルエンザのような症状で、意識も朦朧《もうろう》とし、翌日の講演会はキャンセルするしかないと主催者に連絡を取った。

すると、いろいろと手を尽くしてくれたのか「ここで施術を受けてみるといい」と、とある療法を勧められた。それが「琉球温熱」というもので、私は内心「インフルエンザのようなこんな症状に民間療法など効くものか」と疑っていたが、「騙されたと思って」となかばひきずられてそこに行った。

琉球温熱の創始者という中年の優しそうな女性が、横になった私の体に、温められたコテを手ぬぐい越しに当てて行った。当てたところは数秒もすると熱が体の奥にまで入ってくる。痛みにも似た熱さに私はたまらず「アッチィー‼」と飛び跳ねんばかりに叫んだが、女性は淡々と別の場所にまたコテを当てる。すると、今度はすぐには熱くならない。どうも、体の良くないところほど熱に反応しやすいらしいのだ。それから数十分か数時間か、私は体中あちこちに執拗にコテを当てられ、意識朦朧となりながらも「アッチィ！　アッチィ！」の絶叫を上げ続けた。

治しているのかお仕置きされているのか、何だかよくわからない施術が終わるとホテルに戻り仮眠を取ったのだが、その後驚くべきことが起きた。なんと、あれほどあった熱がすっかり下がり、倦怠感も悪寒もきれいさっぱり吹き飛んでいたのである。こんなにも劇的に効果が出るものか、正直に言えば「信じられない」という気分だった。もちろん、翌日の講演会は大成功に終わった。

この講演会以来、沖縄にも私のファンになってくれた方がたくさんいるのだが、あの時の温熱療法があったからこそというものだ。今でも、この時お世話してくれたファンの方との交流は続いており、沖縄は私の健康法にとって一大転機となった大切な場所となった。

さて、このように急な症状が出ている時にも状況改善が期待できる温熱療法だが、日常的に行なって行くことでより高い効果が期待できる。体を温めて日常的に体をメンテナンスすれば、おのずと病気を寄せ付けにくい体になって行くというわけだ。そのおかげか、温熱を始めてからの二〇年ほど、ほとんど病気らしい病気に罹っていない。

四、ホヤ由来サプリ

数年前、父親が認知症になったのを機に認知症に効果が期待できるものは何かないかと様々な情報をあたっていたが、そこで巡り合ったのが「三陸産のホヤからとれる肝のエキス」だ。実は、ホヤから抽出される「プラズマローゲン」という成分が、近年の研究でアルツハイマー型認知症への効果が期待できるということがわかってきたのだ。とはいえ、効果が期待できるほどの量を食べるのは無理がある。特にホヤには独特のクセがあり、食べられないという人も存外多い珍味だ。そこで有効なのが、エキスを抽出しサプリにしてとるという方法だ。

早速私は、例の健康に関する会社にこのホヤの成分を効率よく摂取できるサプリで良質なものはないかと持ちかけ、何とか用意してもらった。そして、それを父親に試させるため実際に私も飲んでみたのだが、これが驚きだった。

まず、目の働きが向上し、よく見えるようになった上に記憶力の向上も実感したのだ。ジャーナリストとして、執筆活動は私の仕事の大きな割合を占めるが、その仕事柄やはり目の疲労や脳の疲れによる記憶の低下といったものは日々実感していたし、若い頃に比べると回復も遅くなっていると感じていた。認知症まではなくとも、やはり誰でも五〇歳を過ぎれば脳の能力が衰えてくるのは致し方ないことだが、このサプリを飲んでみるとその悩みがスッパリと改善した実感があったのだ。それ以来、このサプリも愛飲が確定した。

幹細胞、培養上清を使った療法を始めて起きた変化

私が現在取り組んでいる健康維持法は、おおよそこのような感じだ。実は、これら以外にもいろいろと試しているのだが、実感を伴ってずっと続けているものとなると、やはりこの四つに落ち着いている。

そして最近、幹細胞、培養上清の施術を見付け出し、一年ほど前から取り組み始めている。私が幹細胞、培養上清を使った療法について初めて知ったのは、第二章でも述べたが二年前に見たＮＨＫ特集でのことだ。札幌医科大学でのせき髄損傷患者への適用例だったのだが、これは衝撃だった。

交通事故でせき髄を損傷し首から下がマヒしている重度の患者が、本人の骨髄から採った幹細胞を培養し、一度点滴で戻しただけでなんと八割の人が回復

したというのだから無理もない。すさまじいリハビリをやっても、指先がちょっと動かせる程度にしか改善しなかった患者が、普通に歩けるまでになったのである。医学の進歩も、いよいよ新領域に到達したという感である。

また、これも第二章で述べたがやはりすごいことなので繰り返すが、UAEで新型コロナウイルスの患者に対し幹細胞を培養して肺に噴霧したところ、全員が治ってしまったという新聞報道である。幹細胞の性質を知れば「なるほど」と腑《ふ》に落ちるのだが、それでも失われた身体機能や肺機能が幹細胞でよみがえると聞けば、「奇跡の医療」という感想を抱くのも無理はないだろう。

私は、何が何でも幹細胞療法を受けてみたいと考え、とある医師の伝手をたどってようやくあるクリニックを知った。そこは、幹細胞の施術の中でもそれほど高額ではないところだが、それよりもさらに費用が低廉な培養上清も行なっていた。論より証拠、とにかく自分で実感しないと気がすまない私は、早速いずれも自分で試してみたが、これがいずれも私には非常に有用であると実感した。

新型コロナウイルスにも負けない健康づくりには最新情報が重要

ただ、私は現在取り組んでいるもので自分の健康維持に満足しているわけではない。私の専門領域である経済トレンドに限らず、健康もやはり日々様々な研究が進み進歩しているため、常に新しい情報を取り込み、それを自分にどう活かすかを考えて行く必要がある。

　経済情報は自分の資産運用や仕事に反映されるが、健康の情報は自分の生活習慣にどう取り込むか、あるいはそもそも取り込む価値があるのかを見極める必要がある。また、特に健康維持においては、新型コロナウイルスのように突然新たな危機が到来することもある。そうした危機にも対応するには、やはり常に有望な情報を収集し、どう活かすかが極めて重要だ。

　つい最近、「最新情報の重要性」を示す興味深い情報が発表された。国立の長崎大学で、「5-アミノレブリン酸」（5-ALA《ファイブアラ》）という物質が「COVID-19」

の原因ウイルスである「SARS-CoV－２」の感染を抑制することが判明したというのだ。二〇二一年二月九日には、長崎大学が民間企業と共同でニュースリリースを発表し、にわかに注目を集めている。

「５－ＡＬＡ」は、三六億年前から地球上に存在しているアミノ酸の一種で、人や動植物などほとんどの生命体の細胞にあるミトコンドリアで人間の代謝に関わる重要な役割を担っている。ほとんどの生命体にあるため、食品には多かれ少なかれ含まれているわけだが、特に日本酒や赤ワイン、納豆などの発酵食品に多く含まれている。医療分野では、すでに脳腫瘍や膀胱がんなどの手術に用いられ始めているが、今回の研究成果によって新型コロナウイルス対策に大きな期待が持たれているのだ。

長崎大学では、かねてからマラリアの感染抑制を研究しており、「５－ＡＬＡ」がウイルスの増殖を抑制する働きがあることを突き止めていたが、新型コロナウイルスの構造にマラリアウイルスと類似する部分があることに着目し、研究を進めていたという。そして、マラリアウイルスと同様に新型コロナウイルスの増殖を抑制する働きがあることを突き止めたのだ。

さらに、「５－ＡＬＡ」が体内で変化してできる物質には、新型コロナウイルスの受容体にくっ付き感染を抑制する働きや、抗炎症作用によって後遺症を緩和する働きも期待できるという。また、「５－ＡＬＡ」には元々代謝を助ける働きがあり、これも新型コロナウイルス抑制に期待が持てるということだ。増殖を抑え、感染を予防し、さらに症状の緩和にも期待が持てるとなれば、夢のような話である。

ただ、この「５－ＡＬＡ」は通常の食品や人の体内でも生成されるものだが、サプリメントのような形で補うことが必須なようである。どの程度の量を摂取する必要があるかはまだ不明なものの、食品から摂取するだけではまったく足りないということのようなのだ。

また、人間の体内で作られる量は一七歳頃をピークに減少して行くというから、年配の人ほどより多くを補う必要があるかもしれない。ただ、元々ほとんどの生物が生成する物質であるから、よほどの過剰摂取をしなければ副作用などの心配はないだろう。

やはり、積極的に健康づくりに取り組むならば、こうした新しい情報にも常にアンテナを張り、自分で取り組んでみるなど積極的な姿勢で臨むことがどうしても必要だ。

健康は、自ら「投資」して手に入れるもの

というわけで、私の健康法について主だったところを見てきた。おそらく、読者の皆さんの感想はこうだろう「やり過ぎだ！」「お金がいくらあっても足りない」「時間も労力も莫大だ……」――そう、自分で言うのも何だが、お金も時間も労力も、出せる限りの最大限を健康のために投じている。冒頭で説明した通り、まさに健康のために「命がけ」なのだ。もちろん、笑いたい方は笑っていただいてかまわない。しかし、健康を失って泣くことに比べたら、人に正気を疑われるまでに真剣に取り組むことなど苦でもない。

これだけ真剣に取り組んでいるので、私は健康にはかなりの自信がある。おそらく、私が今、新型コロナウイルスに感染したとしても、まず無症状か軽症ですむだろうと考える程度には自信がある（無論、それでも感染しないためのあらゆる対策は怠らないが）。私は現在六六歳で前期高齢者の仲間入りをしたが、基本的に体のどこにも悪いところがない。強いて挙げれば、中性脂肪が範囲内ながら少し高めというところだろうか。

余談だが、心臓も至って丈夫なのだが、先日くしくもそれを再証明する面倒な話に巻き込まれた。数年前にニュージーランドに行った時のことだ。日本ではなかなか忙しくて受診できない心臓の検査というものを、私はたまたま現地の心臓のクリニックで見てもらうことにした。出てきたのは、中国から移住してきたという若い医者だったが、超音波を発する「プローブ」という機器を私の左胸にグルグル当てて検査を始めるや、みるみる表情が曇って行った。

その医者曰く、「どうも影がある、これは大変な状況だ」という。「よく生きてますね」とまでいうので、さすがにちょっと心配になったが、「私は明日、飛行機で帰るんだ」と話をしたところ、「バカ言うな。飛行機なんて乗れない。乗れば死ぬ」と言われてしまった。自分にはまったくそんな実感もなかったので、さすがに言い返して結局は押し問答になったのだが、それでも医者は「飛行機で危なくなったら飲め」と言って、ニトログリセリンのようなすごい薬をよこしてきた。

内心、「本当に危ないのか?」と疑問に思いつつ、翌日私は成田行きの飛行機に乗った。結果、無事に帰国した。だが、私は心配なので早々に心臓関連では日本トップレベルと言われる六本木の心臓血管研究所附属病院を紹介してもらい、調べてもらうことにした。

かくして出てきた結果だが、医者に開口一番「あなたは死なないよ!」と笑われてしまった。「すごいよ、この心臓。六〇いくつでこんな心臓、見たことない」というので、私も三次元の映像を見せてもらったが、心臓に栄養を送り込む冠動脈が隆々としていた。どこもまったく問題なかったのだ。挙句の果てには医者に、「何でここ来たの?」とまで言われた。

私はニュージーランドの若い医者の顔を少々恨めしく思い出したが、日頃忙しくして検査も受けなかった私にこうして検査を受けさせ、お墨付きをくれるために損な役回りを演じてくれたのだろうと思うことにした。この結果は、私が長く続けているレスベラトロールと水のおかげではないかと思っている。

心臓だけではない。私は肌も調子良くつやつやで、毛髪も黒々としてハリがある。ひげは多少は白髪が混じってきているが、それ以外はまったく問題ない。自分で言うのも何だが、このような絶好調のコンディションを維持できているのは、ひとえに日頃からの健康維持の賜物だと思う。

前述してきたように、私は子供の頃から周囲であっという間に健康を損ない、死んで行く人たちを見てきた。健康に自信があり、何もしない人ほど急激に健康を失って行くのも知った。母親のように、医者や薬に頼りきりになる危なさも目の当たりにした。そして、いかにして自分がそうならないようにするかを真剣に考え続け、実践してきた。

最も大切なのは、病気になる前に手を打つ「予防」だ。そして、なるべく医者や薬に頼らずに健康を維持できる体づくりを心がけることが重要だ。サプリなどを摂る場合でも、なるべく自然のものを取り入れることだ。そうして体を維持し、若返らせ、元気で長生きすることを目指す——これは私の人生の戦略の最も基幹となるものだ。

実際、自分が納得できるものを実践するにはとてもお金がかかるが、それは些末なことだ。お金は所詮《しょせん》、道具でしかない。お金は、人生のあらゆる局面で必要であり大きな力を持つが、お金持ちであることは健康であることには遠くおよばない。健康でありさえすれば、いくらでも稼ぐことはできるが、健康を失えばいくらお金があってもどうしようもない。それならいっそ、健康にはできるだけお金をかけ、その分しっかり稼ぐのが上策だ。

現代社会は、とかく人間にとって過酷な環境が多い。変化が激しく、それに付いて行くのにも必死で、仕事でもプライベートでもストレスが多い。あらゆる電子機器が電磁波を発しており、食べ物にも添加物などの人工物が大量に入っている。私たちの体は、健康を害する要因に周りをグルリと取り囲まれながら四六時中闘っているようなものなのだ。

こうした環境下では、何かプラスアルファで健康を手助けする取り組みをしないと、元気に長生きすることはおぼつかない。多少のコストを払ってでも健康を手に入れるという、「自己投資」の発想が必要だ。

健康への対価をケチって将来泣きを見るのは、他ならぬあなたである。健康維持へのコストをケチったために、その一〇倍、数十倍の代償を払わねばならなくなるだろう。私の健康法はかなり極端ではあるが、取り組んでいることや考え方の一部を真似してもらうのは、ご自身の健康を顧みる上でとても有意義ではないかと思う。そして、興味を持っていろいろと取り組んでみると、やがて自分に合った健康法に出会うこともできるはずだ。

ぜひとも皆さんには、積極的に「自分の健康に投資」していただき、そして素晴らしい人生を過ごしていただきたいと切に願う。

エピローグ

健康にはできる限りのお金と手間をかけろ。それは必ず報われる。

（浅井隆）

治らなかった病気が治せる時代に

これからは、本書に出てきたような情報を知らないことは〝罪〟となる。今まであきらめていた体の不具合や病気が、治せるかもしれない時代が始まったのだ。

さらに、アンチエイジングという観点からもこれらの技術は画期的意味を持つと言ってよい。特に、六〇歳を過ぎると誰しも体のどこかに不具合を感じるようになり、がんや心臓病、脳疾患といった重大な病気に罹り、人生が暗転するケースが多い。早目にこうした療法を取り入れることによって、病気を未然に防いだり、若返りを実現することは大いに可能だ。

本書に書いたような画期的ノウハウを身に付けることによって、皆さんの人生が輝けるものになることを祈ってペンを置きたい。

二〇二一年四月吉日

浅井　隆

■今後『コロナでついに国家破産』『瞬間30%の巨大インフレがもうすぐやってくる!!』『老後資金涸渇』（すべて仮題）を順次出版予定です。ご期待下さい。

浅井隆からの重要なお知らせ

――恐慌および国家破産を勝ち残るための具体的ノウハウ

厳しい時代を賢く生き残るために必要な情報収集手段

私が以前から警告していた通り、今や世界は歴史上最大最悪の二京七〇〇〇兆円という額の借金を抱え、それが新型コロナウイルスをきっかけとして二、三年以内に大逆回転しそうな情勢です。中でも日本国政府の借金は先進国中最悪で、この国はいつ破産してもおかしくない状況です。そんな中、あなたと家族の生活を守るためには、二つの情報収集が欠かせません。

一つは「国内外の経済情勢」に関する情報収集、もう一つは国家破産対策としての「海外ファンド」や「海外の銀行口座」に関する情報収集です。これらについては、新聞やテレビなどのメディアやインターネットでの情報収集だけでは十分とは言えません。私はかつて新聞社に勤務し、以前はテレビに出演をしたこともありますが、その経験から言えることは「新聞は参考情報。テレビはあくまでショー（エンターテインメント）」だということです。インターネットも含め、誰もが簡単に入手できる情報でこれからの激動の時代を生き残って行くことはできません。

皆さんにとって、最も大切なこの二つの情報収集には、第二海援隊グループ（代表：浅井隆）が提供する特殊な情報と具体的なノウハウをぜひご活用下さい。

◆〝恐慌および国家破産対策〟の入口「経済トレンドレポート」

電子版も好評配信中！

皆さんに特にお勧めしたいのが、浅井隆が取材した特殊な情報をいち早くお届けする「経済トレンドレポート」です。今まで、数多くの経済予測を的中させてきました（例：二〇一九年七月一〇日号「恐慌警報第1弾！　次にやってくる危機は、リーマン・ショック以上の大災害の可能性」、二〇二〇年二月二〇日号「恐慌警報第8弾！　やはり2020年はとんでもない年になる!?」）。

そうした特別な経済情報を年三三回（一〇日に一回）発行のレポートでお届けします。初心者や経済情報に慣れていない方にも読みやすい内容で、新聞やインターネットに先立つ情報や、大手マスコミとは異なる切り口からまとめた情報を掲載しています。

さらにその中で、恐慌、国家破産に関する『特別緊急警告』『恐慌警報』『国家破産警報』も流しております。「激動の二一世紀を生き残るために対策をしなければならないことは理解したが、何から手を付ければよいかわからない」「経済情報をタイムリーに得たいが、難しい内容にはついて行けない」という方は、最低でもこの「経済トレンドレポート」をご購読下さい。年間、約三万円で生き残るための情報を得られます。また、「経済トレンドレポート」の会員になられますと、当社主催の講演会など様々な割引・特典を受けられます。また、経済だけでなく、健康や新型コロナウイルスに関する情報も発信しています。ぜひご注目下さい。

詳しいお問い合わせ先は、㈱第二海援隊まで。

■第二海援隊連絡先

TEL：〇三（三二九一）六一〇六　FAX：〇三（三二九一）六九〇〇

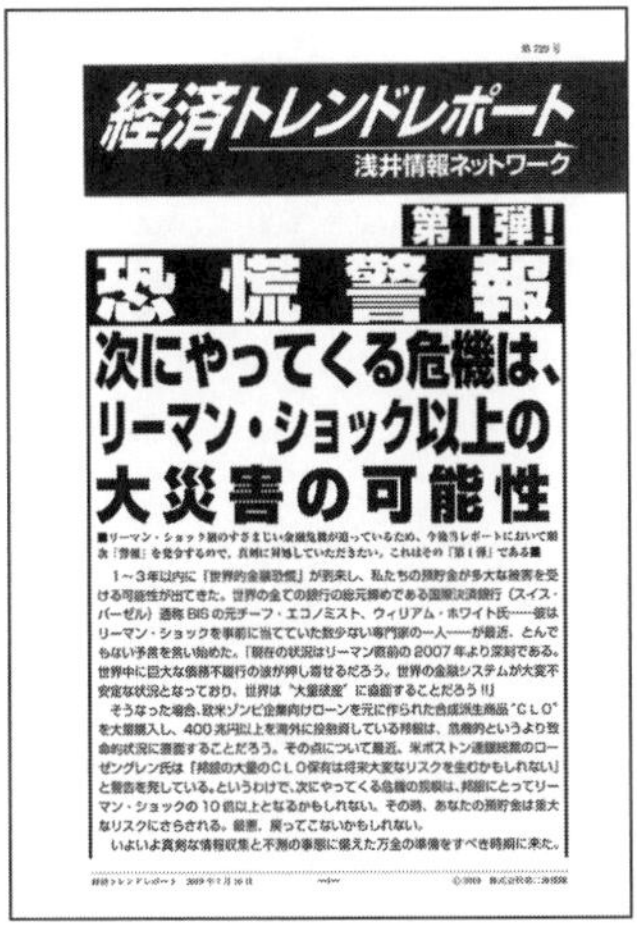

第729号

経済トレンドレポート

浅井情報ネットワーク

第1弾！

恐慌警報

次にやってくる危機は、リーマン・ショック以上の大災害の可能性

■リーマン・ショック級のすさまじい金融危機が迫っているため、今後当レポートにおいて順次「警報」を発令するので、真剣に対処していただきたい。これはその「第1弾」である■

1〜3年以内に「世界的金融恐慌」が到来し、私たちの預貯金が多大な被害を受ける可能性が出てきた。世界の全ての銀行の総元締めである国際決済銀行（スイス・バーゼル）通称BISの元チーフ・エコノミスト、ウィリアム・ホワイト氏……彼はリーマン・ショックを事前に当てていた数少ない専門家の一人……が最近、とんでもない予言を発し始めた。「現在の状況はリーマン直前の2007年より深刻である。世界中に巨大な債務不履行の波が押し寄せるだろう。世界の金融システムが大変不安定な状況となっており、世界は"大量破産"に遭遇することだろう!!」

そうなった場合、欧米ゾンビ企業向けローンを元に作られた合成派生商品"CLO"を大量購入し、400兆円以上を海外に投融資している邦銀は、危機的というより致命的状況に遭遇することだろう。その点について最近、米ボストン連銀総裁のローゼングレン氏は「邦銀の大量のCLO保有は将来大変なリスクを生むかもしれない」と警告を発している。というわけで、次にやってくる危機の規模は、邦銀にとってリーマン・ショックの10倍以上となるかもしれない。その時、あなたの預貯金は重大なリスクにさらされる。最悪、戻ってこないかもしれない。

いよいよ真剣な情報収集と不測の事態に備えた万全の準備をすべき時期に来た。

経済トレンドレポート　2019年7月10日　—1—　©2019　株式会社第二海援隊

2019年7月10日号

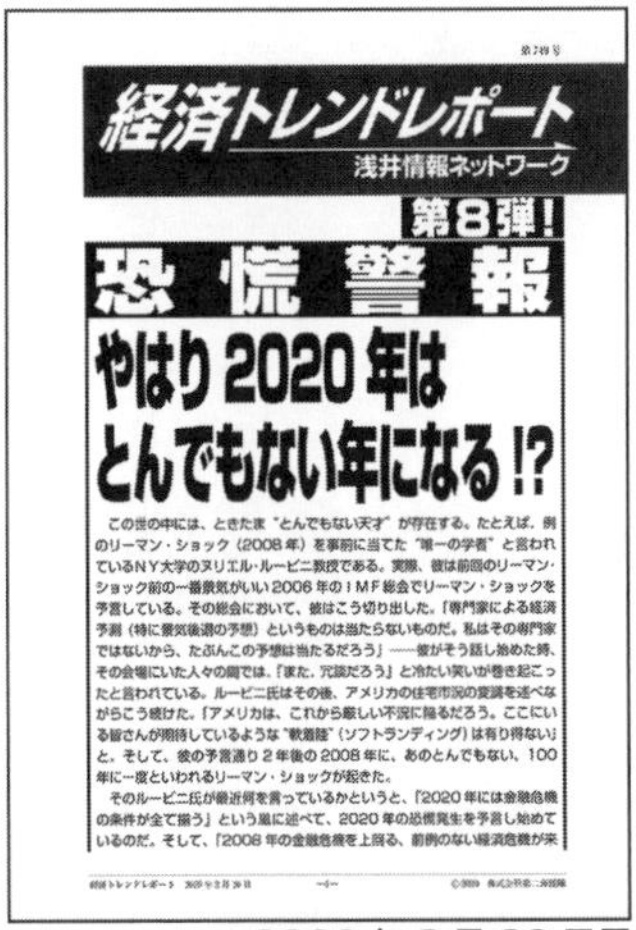

第749号

経済トレンドレポート

浅井情報ネットワーク

第8弾！

恐慌警報

やはり2020年はとんでもない年になる!?

この世の中には、ときたま"とんでもない天才"が存在する。たとえば、例のリーマン・ショック（2008年）を事前に当てた"唯一の学者"と言われているNY大学のヌリエル・ルービニ教授である。実際、彼は前回のリーマン・ショック前の一番景気がいい2006年のIMF総会でリーマン・ショックを予言している。その総会において、彼はこう切り出した。「専門家による経済予測（特に景気後退の予想）というものは当たらないものだ。私はその専門家ではないから、たぶんこの予想は当たるだろう」……彼がそう話し始めた時、その会場にいた人々の間では、「また、冗談だろう」と冷たい笑いが巻き起こったと言われている。ルービニ氏はその後、アメリカの住宅市況の変調を述べながらこう続けた。「アメリカは、これから厳しい不況に陥るだろう。ここにいる皆さんが期待しているような"軟着陸"（ソフトランディング）は有り得ない」と。そして、彼の予言通り2年後の2008年に、あのとんでもない、100年に一度といわれるリーマン・ショックが起きた。

そのルービニ氏が最近何を言っているかというと、「2020年には金融危機の条件が全て揃う」という風に述べて、2020年の恐慌発生を予言し始めているのだ。そして、「2008年の金融危機を上回る、前例のない経済危機が来

経済トレンドレポート　2020年2月20日　—1—　©2020　株式会社第二海援隊

2020年2月20日号

今回のコロナ恐慌を当てていた、非常に価値のあるレポート。これだけは最低限お読みいただきたい。

Eメール：info@dainikaientai.co.jp
ホームページアドレス：http://www.dainikaientai.co.jp/

◆浅井隆のナマの声が聞ける講演会

著者・浅井隆の講演会を開催いたします。二〇二一年は名古屋・一〇月一日（金）、大阪・一〇月八日（金）、福岡・一〇月一五日（金）、東京・一〇月二九日（金）を予定しております。経済の最新情報をお伝えすると共に、生き残りの具体的な対策を詳しく、わかりやすく解説いたします。

活字では伝えることのできない肉声による貴重な情報にご期待下さい。

詳しいお問い合わせ先は、㈱第二海援隊まで。

■第二海援隊連絡先
TEL：〇三（三二九一）六一〇六
FAX：〇三（三二九一）六九〇〇
Eメール：info@dainikaientai.co.jp

第二海援隊
HPはこちら

〈参考文献〉

【新聞・通信社】
『日本経済新聞』『産経新聞』

【書籍】
『驚異の再生医療～培養上清とは何か～』（上田実著　扶桑社）

【拙著】
『世界中の大富豪はなぜＮＺに殺到するのか⁉（上）』（第二海援隊）

【その他】
『サンデー毎日』『週刊朝日』『NU7』『週刊現代』

【ホームページ】
フリー百科事典『ウィキペディア』
『若天』『スーパー温熱』『琉球温熱治療法院株式会社』
『NHK』『長崎大学薬学部』『ウェザーニュース』『ミルテル』
『Dr.Gotoの老化研究所』『がん化学療法センター』『マイアミ・ヘラルド』
『Smart FLASH』『研究.net』『株式会社セルテクノロジー』

〈著者略歴〉

浅井　隆　（あさい　たかし）

経済ジャーナリスト。1954年東京都生まれ。学生時代から経済・社会問題に強い関心を持ち、早稲田大学政治経済学部在学中に環境問題研究会などを主宰。一方で学習塾の経営を手がけ学生ビジネスとして成功を収めるが、思うところあり、一転、海外放浪の旅に出る。帰国後、同校を中退し毎日新聞社に入社。写真記者として世界を股にかける過酷な勤務をこなす傍ら、経済の猛勉強に励みつつ独自の取材、執筆活動を展開する。現代日本の問題点、矛盾点に鋭いメスを入れる斬新な切り口は多数の月刊誌などで高い評価を受け、特に1990年東京株式市場暴落のナゾに迫る取材では一大センセーションを巻き起こす。

その後、バブル崩壊後の超円高や平成不況の長期化、金融機関の破綻など数々の経済予測を的中させてベストセラーを多発し、1994年に独立。1996年、従来にないまったく新しい形態の21世紀型情報商社「第二海援隊」を設立し、以後約20年、その経営に携わる一方、精力的に執筆・講演活動を続ける。

主な著書:『大不況サバイバル読本』『日本発、世界大恐慌！』（徳間書店）『95年の衝撃』（総合法令出版）『勝ち組の経済学』（小学館文庫）『次にくる波』（PHP研究所）『Human Destiny』（『9・11と金融危機はなぜ起きたか!?〈上〉〈下〉』英訳）『いよいよ政府があなたの財産を奪いにやってくる!?』『預金封鎖、財産税、そして10倍のインフレ!!〈上〉〈下〉』『世界中の大富豪はなぜＮＺに殺到するのか!?〈上〉〈下〉』『円が紙キレになる前に金を買え！』『元号が変わると恐慌と戦争がやってくる!?』『有事資産防衛　金か？　ダイヤか？』『第2のバフェットか、ソロスになろう!!』『浅井隆の大予言〈上〉〈下〉』『2020年世界大恐慌』『北朝鮮投資大もうけマニュアル』『この国は95%の確率で破綻する!!』『徴兵・核武装論〈上〉〈下〉』『100万円を6ヵ月で2億円にする方法！』『最後のバブルそして金融崩壊』『恐慌と国家破産を大チャンスに変える！』『国家破産ベネズエラ突撃取材』『都銀、ゆうちょ、農林中金まで危ない!?』『10万円を10年で10億円にする方法』『私の金が売れない！』『株大暴落、恐慌目前！』『2020年の衝撃』『デイトレ・ポンちゃん』『新型肺炎発世界大不況』『恐慌からあなたの預金を守れ!!』『世界同時破産！』『コロナ大不況生き残りマニュアル』『コロナ恐慌で財産を10倍にする秘策』『巨大インフレと国家破産』『年金ゼロでやる老後設計』『もはや日本には創造的破壊（ガラガラポン）しかない!!』『ボロ株投資で年率40%も夢じゃない!!』『2030年までに日経平均10万円、そして大インフレ襲来!!』（第二海援隊）など多数。

あなたが知らない恐るべき再生医療

2021年5月25日　初刷発行

著　者　浅井　隆
発行者　浅井　隆
発行所　株式会社　第二海援隊
〒101-0062
東京都千代田区神田駿河台2-5-1　住友不動産御茶ノ水ファーストビル8F
電話番号　03-3291-1821　　ＦＡＸ番号　03-3291-1820

印刷・製本／株式会社シナノ

　ISBN978-4-86335-215-5

Printed in Japan

乱丁・落丁本はお取り替えいたします。

第二海援隊発足にあたって

日本は今、重大な転換期にさしかかっています。にもかかわらず、私たちはこの極東の島国の上で独りよがりのパラダイムにどっぷり浸かって、まだ太平の世を謳歌しています。

しかし、世界はもう動き始めています。その意味で、現在の日本はあまりにも「幕末」に似ているのです。ただ、今の日本人には幕末の日本人と比べて、決定的に欠けているものがあります。それこそ、志と理念です。現在の日本は世界一の債権大国（＝金持ち国家）に登り詰めはしましたが、人間の志と資質という点では、貧弱な国家になりはててしまいました。それこそが、最大の危機といえるかもしれません。

そこで私は「二十一世紀の海援隊」の必要性を是非提唱したいのです。今日本に必要なのは、技術でも資本でもありません。志をもって大変革を遂げることのできる人物と、それを支える情報です。まさに、情報こそ〝力〟なのです。そこで私は本物の情報を発信するための「総合情報商社」および「出版社」こそ、今の日本に最も必要と気付き、自らそれを興そうと決心したのです。

しかし、私一人の力では微力です。是非皆様の力をお貸しいただき、二十一世紀の日本のために少しでも前進できますようご支援、ご協力をお願い申し上げる次第です。

浅井　隆